Friedrich Butzbach

Psychosomatische Energiemassage



Verlag Via Nova

Friedrich Butzbach

# Psychosomatische **Energiemassage**

Auflösung von Blockaden
Heilung von körperlichen Beschwerden
Aufladen der Feinstoffebenen
Reinigung der Psyche

vianova
Verlag Via Nova

4. Auflage 2025

**Verlag Via Nova, Alte Landstr. 12, DE-36100 Petersberg**

Telefon: (06 61) 6 29 73

E-Mail: info@verlag-vianova.de

Internet: www.verlag-vianova.de

Umschlaggestaltung: Guter Punkt, München

Satz: Sebastian Carl, Amerang

Druck und Verarbeitung: Appel und Klinger, DE-96277 Schneckenlohe



ISBN 978-3-86616-370-6

*Ich danke meiner Partnerin*
*Petra Becker*
*für ihr immer offenes Ohr und für ihre Geduld*
*beim Abhören der einzelnen Passagen*
*mit den daran anschließenden beratenden Gesprächen.*

*Zudem danke ich meiner Schwiegertochter*
*Karin Butzbach*
*und meinem Bruder Alfred*
*für die Hilfe bei der Gestaltung des Buches.*

# Inhalt

Wissen und Können des Menschen entstehen in seiner Vergangenheit, sind Teil seiner Erinnerung. Alles Geschehen ist in seinem Tun nur einmalig möglich. Es ist nicht mehr wandelbar.

Mit seinem Tun ist es schon Vergangenheit.

Aus dieser Vergangenheit nehmen wir das Wissen und Können für das Jetzt und die Zukunft.

Um das von mir Erkannte und Erfahrene zu erhalten, habe ich für Gleichgesinnte und ähnlich Denkende das Nachfolgende aufgezeichnet, in der Hoffnung, dass diese in meinem Sinne weiterarbeiten, um meine Erinnerungen und Erkenntnisse auszubauen und zu bestätigen.

Friedrich Butzbach
Hüffelsheimer Str. 17
55585 Niederhausen/Nahe

# Vorwort

Unser Körper und unser Planet, unsere Erde, sind etwas Wunderbares und Einzigartiges, was von der Menschheit allgemein aber als etwas Selbstverständliches angesehen wird. Wälder wurden und werden noch heute abgeholzt, Erz- und Mineralvorkommen ausgebeutet, Atmosphäre und Umwelt verschmutzt. Nach den Menschen und deren Zukunft wird von den Machtbesessenen kaum gefragt. Von daher ist es erstaunlich und wundersam, dass sich in den letzten dreißig bis vierzig Jahren eine Bewegung ausgebreitet hat, die sich mit Alternativmethoden der Heilung und der Gesundheitsprophylaxe befasst. Selbst die aus den asiatischen Staaten zu uns gekommenen Techniken wie Yoga, Reiki, Akupunktur, die hilfreiche Fußreflexzonenmassage und viele andere Methoden, die dem Wohl des Menschen dienen, wurden angenommen und führten oft schon zu erfolgreichen Veränderungen unserer Gesundheit.

Wenn wir nun auch den Menschen mit einem offenen Blick hinsichtlich der uns gegebenen natürlichen Zeiteinteilung betrachten, sind erstaunliche Parallelen zu erkennen.

Das Jahr zum Beispiel hat 365 Tage. Das sind so viele Tage, wie sich Knochen und Knöchelchen in unserem Skelett befinden.

Betrachten wir unsere Wirbelsäule, die uns in der Senkrechten hält, erkennen wir: Sie besteht aus 12 Brustwirbeln, so viele, wie das Jahr Monate hat. Wir haben 7 Halswirbel und erinnern uns dabei an die Anzahl der Wochentage. Und wir kennen die 5 Lendenwirbel – hier können wir unsere 5 Lebensabschnitte wiederentdecken: die Geburt, die Kindheit, die Jugend, das Alter und das Sterben.

Wenn wir jetzt alle Wirbel zusammennehmen, 7 Halswirbel, 12 Brustwirbel und 5 Lendenwirbel, ergeben sich 24 Wirbel, so viele, wie unser Tag Stunden hat.

Hinzu kommt der weibliche Zyklus von 28 Tagen. Das sind so viele Tage, wie der Mond für eine Erdumkreisung benötigt.

Wenn man nun die Zeit von 28 Tagen zu der Zahl der Tageszeit von 24 Stunden oder der Anzahl der Wirbel hinzuzählt, ergibt das die Zahl 52, das ist die Anzahl der Wochen eines Jahres. Erstaunlich, oder?

Im Laufe von zwanzig Jahren praktischer Arbeit habe ich eine Reihe uns unbekannter Reflexpunkte gefunden und daraus zwei neue Massagen entwickelt, die sich grundsätzlich von der ursprünglichen Fußreflexzonenmassage unterscheiden. Beide Massagen sind sehr hilfreich. Die erste nennt sich „Energiemassage“, die zweite „Psychosomatische Massage“. Beide werden mit leichtem bis federleichtem Hautkontakt ausgeführt. Dabei durchströmen den Körper des Massierten spürbare Energien – von der Fußsohle bis hin zum Kopf.

Die Psychosomatische Massage ist eine Technik, die intensiver die seelischen und nervlichen Bereiche erfasst als die herkömmliche Fußreflexzonenmassage und die Energiemassage.

Durch sie werden die seelischen Bereiche, aber auch der Körper vermehrt angesprochen, darum nannte ich diese Methode „Psychosomatische Massage“. Der Name rührt aus dem Griechischen, die Seele wird dort als „Psyche“ und der Körper als „Soma“ bezeichnet. Diese Technik bringt Erinnerungen bis in die früheste Kindheit, ja selbst in die Zeit der eigenen Geburt in unser Bewusstsein zurück, womit sich Blockaden und Belastungen abbauen lassen, die uns oft ein ganzes langes Leben unbewusst begleiten.

Ich hoffe, dass Sie als Leser etwas in diesem Buch finden, das Ihnen bei Ihrer Arbeit hilfreich oder Ihrer eigenen Gesundheit dienlich ist. Den Menschen aber, denen die Fußreflexzonenmassage ein Begriff ist und die mit ihr arbeiten, möchte ich neue Anregungen bieten.

# Fußreflexzonen
## nach Dr. W. Fitzgerald

### Rechter Fuß

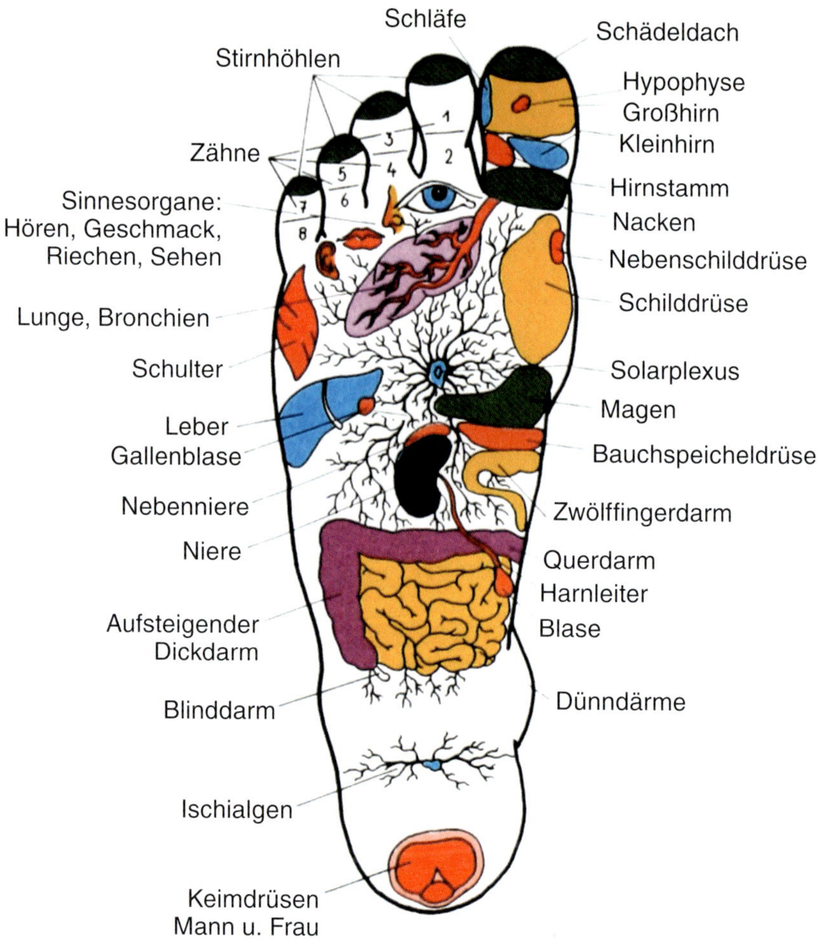

## Linker Fuß

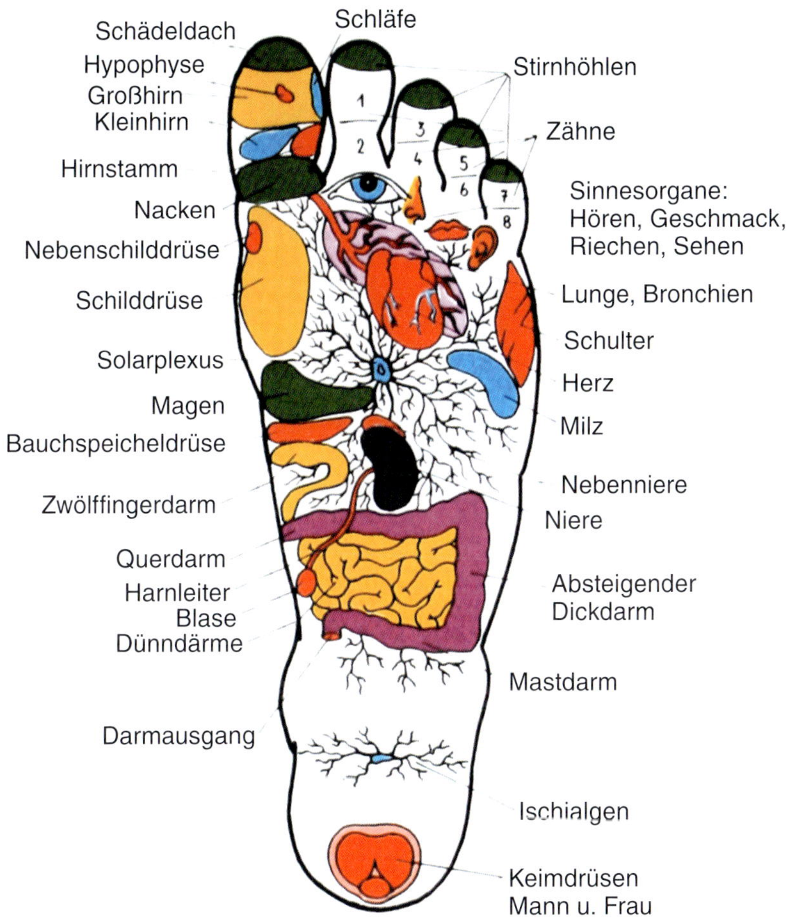
Schädeldach
Hypophyse
Großhirn
Kleinhirn
Hirnstamm
Nacken
Nebenschilddrüse
Schilddrüse
Solarplexus
Magen
Bauchspeicheldrüse
Zwölffingerdarm
Querdarm
Harnleiter
Blase
Dünndärme
Darmausgang
Schläfe
1
2
3
4
5
6
7
8
Stirnhöhlen
Zähne
Sinnesorgane:
Hören, Geschmack,
Riechen, Sehen
Lunge, Bronchien
Schulter
Herz
Milz
Nebenniere
Niere
Absteigender
Dickdarm
Mastdarm
Ischialgen
Keimdrüsen
Mann u. Frau

## Fuß-Innenseite

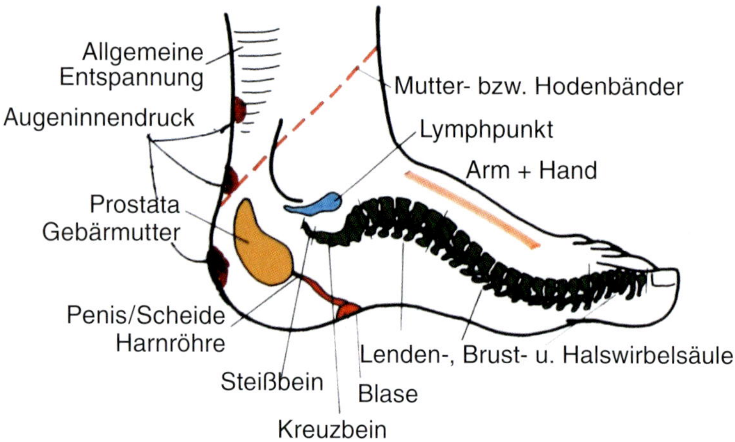


## Fuß-Außenseite

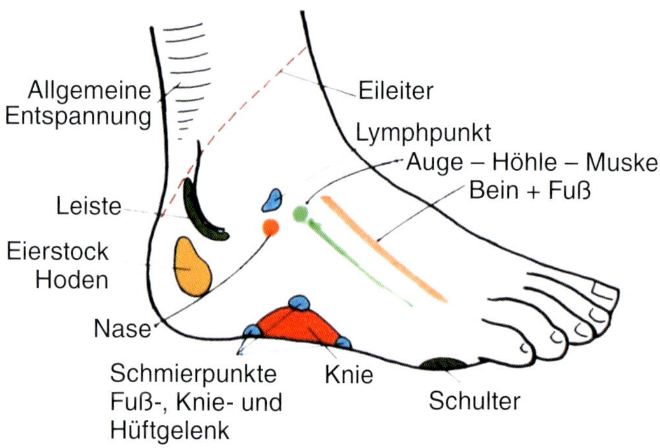

## Rechter Fußrücken

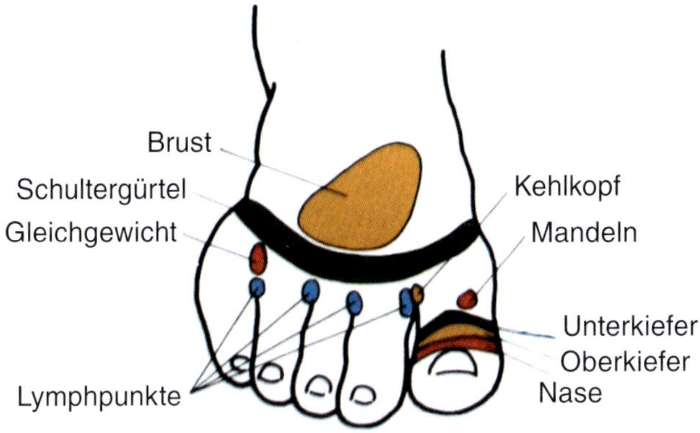


## Linker Fußrücken

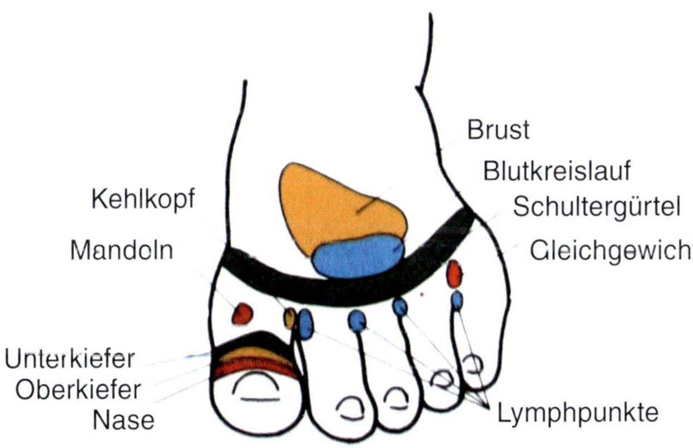

# Hand-Reflexzonen

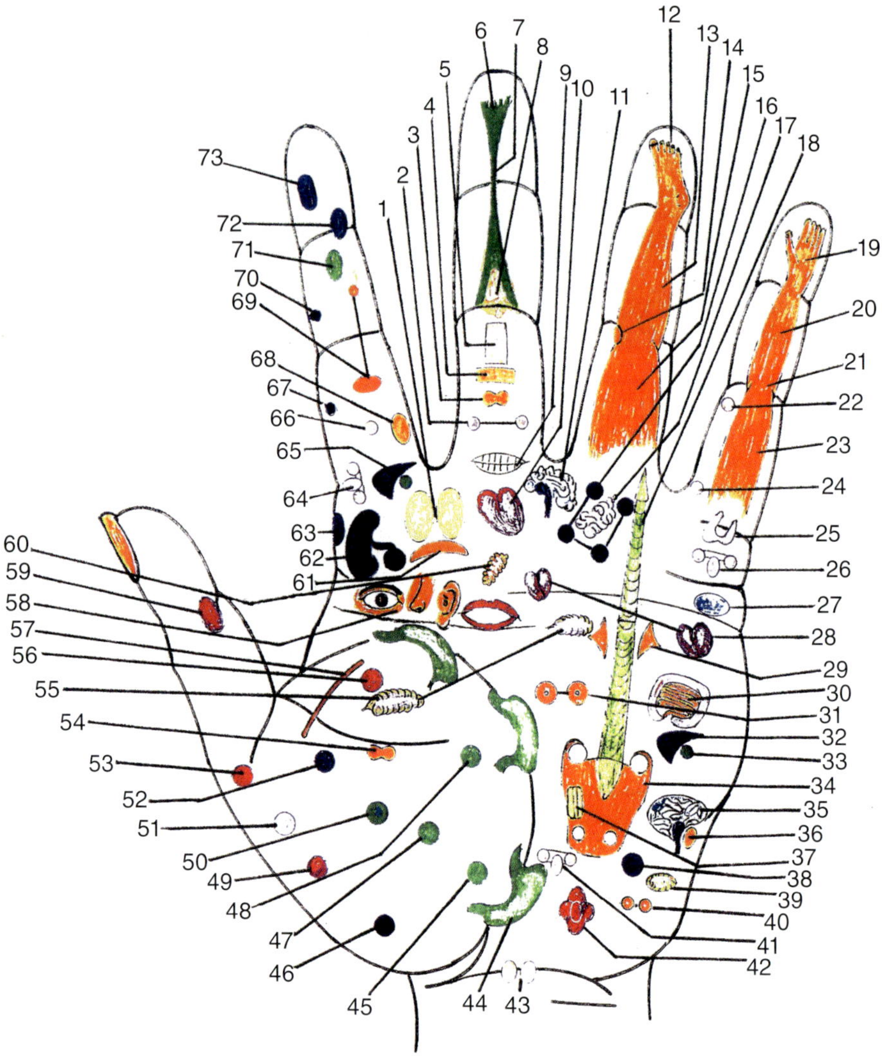

1 Lunge
2 Kieferhöhle
3 Nase
4 obere Atemwege
5 Gaumen
6 Mageneingang
7 Schlund
8 Rachenraum
9 Zähne
10 Zunge
11 Gehirn
12 Fuß
13 Unterschenkel
14 Knie
15 Oberschenkel
16 Sonnengeflecht
17 Milz
18 Steißbein - Wirbelsäule
19 Hand
20 Unterarm
21 Ellenbogen
22 Ovara (zum Eierstock gehörend)
23 Oberarm
24 Testes (Samenfäden produzierend, zu den Hoden und Keimdrüsen gehörend
25 m. Geschlechtsorgan
26 w. Geschlechtsorgan
27 Sehnerv
28 Herz
29 Schulterblätter
30 Darm
31 Brust
32 Leber
33 Gallenblase
34 Becken
35 Gehirn
36 Hypothalamus
37 Stimmbänder
38 Harnblase
39 Lymphsystem
40 Mandeln
41 Gebärmutter
42 Schilddrüse
43 Sex
44 Magen
45 Intoxikation mit Gehirnsteuerung, Magen-Darmepithel, Lymphe
46 Urepithel, magnetischer Epithelsteuerpunkt (zu Nieren, Harnleiter und Blase gehörend)
47 Endothelpunkt, für Gefäße mit sunusoider Steuerung (Wohlbefinden und Wachstum bestimmend)
48 krampflösender Magennervenpunkt
49 Stimulationspunkt der Schilddrüse
50 Nervenpunkt der Gallenblase
51 Schweißregulation, Steuerung der Keimdrüsen
52 Epiphyse
53 Schlafzentrum-Schilddrüse
54 Thymusdrüse (Auswirkung auf Stoffwechsel und Wachstum, baut Immunkräfte auf)
55 Bauchspeicheldrüse-Energiepunkt des Ego
56 Fieberregulation
57 Leisten
58 Auge, Nase, Ohr, Mund
59 Nebenschilddrüsen
60 Speicheldrüsen
61 Zwerchfell
62 Niere-Blase
63 Nebenniere
64 Gebärmutter
65 Leber, Gallenblase
66 Prostata
67 Nieren-Blasenregulation
68 Hypothalamus (reguliert Körpertemperatur, Atmung, Blutkreislauf, Sexualzentrum, Angst, Aggression, Hunger, Schlaf, ist Sitz mehrerer vegetativer Regulationszentren)
69 Stimulation Hemmungen
70 Wasserhaushalt
71 Stimulation Minderwertigkeitsregion
72 Epiphyse (Hirnanhangdrüse, steht mit dem Hypothalamus in Verbindung)
73 Hypophyse (Zirbeldrüse an der Gehirnbasis gelegen, ihre Anregung ist wachstumsfördernd)

# Die Wirbelsäule und ihre Verbindungen zu den Geweben, Drüsen, Organen

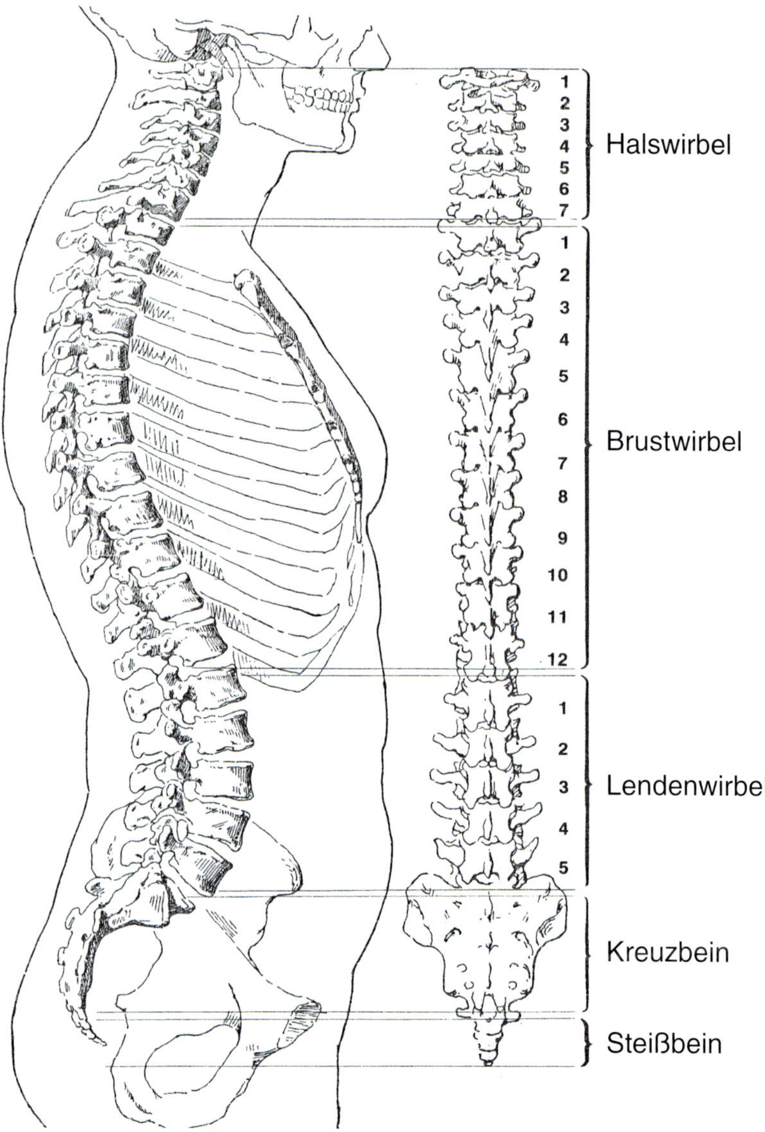

**Halswirbel:**

1 Schädel, Gesicht, Blutzufuhr, Kopf, Gehirn, Ohren, Sympathikus
2 Gesichtshöhlen, Augen, Stirn, Zunge, Sehne
3 Wangen, Zähne, Ohren, Gesichtsknochen
4 Mund, Lippen, Nase, Ohrtrompete
5 Stimmbänder, Rachenhöhle, Halsdrüsen
6 Halsmuskeln, Mandeln, Schulter
7 Schulterschleimbeutel, Ellenbogen, Schilddrüsen

**Brustwirbel:**

1 Unterarm und Hand, Luftröhre, Speiseröhre
2 Herzklappen, Herzkranzgefäße
3 Brustkorb, Lungen, Brüste, Bronchien
4 Gallenblase und Gallengänge
5 Leber, Blut, Sonnengeflecht
6 Magen
7 Zwölffingerdarm, Bauchspeicheldrüse
8 Milz, Zwerchfell
9 Nebennieren
10 Nieren
11 Harnröhren und Nieren
12 Dünndarm, Eileiter, Blutkreislauf

**Lendenwirbel:**

1 Dickdarm
2 Bauch, Appendix, Oberschenkel, Blinddarm
3 Geschlechtsorgane, Blase, Knie
4 Ischias-Nerv, untere Rückenmuskeln, Prostata
5 Bein, Fußknöchel, Fuß, Hüfte, Gesäß, Mastdarm, After

# Finger und Zehen

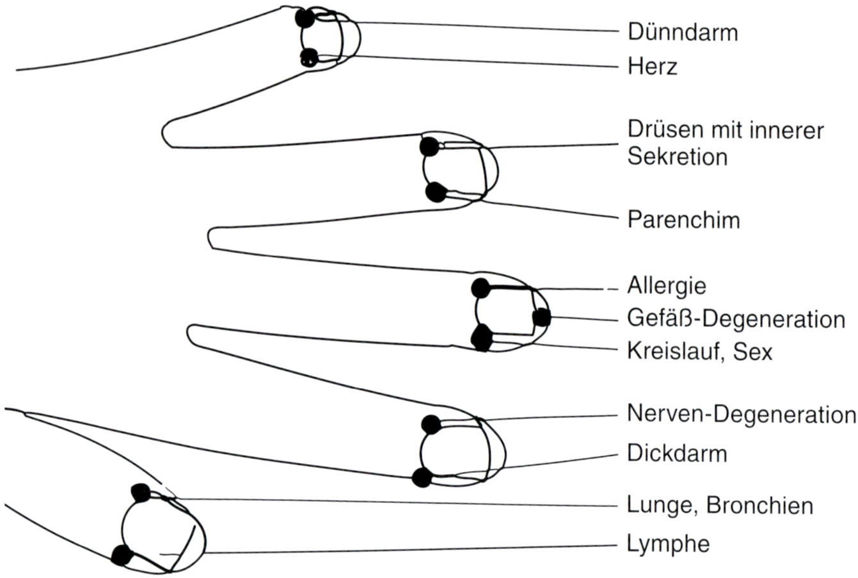


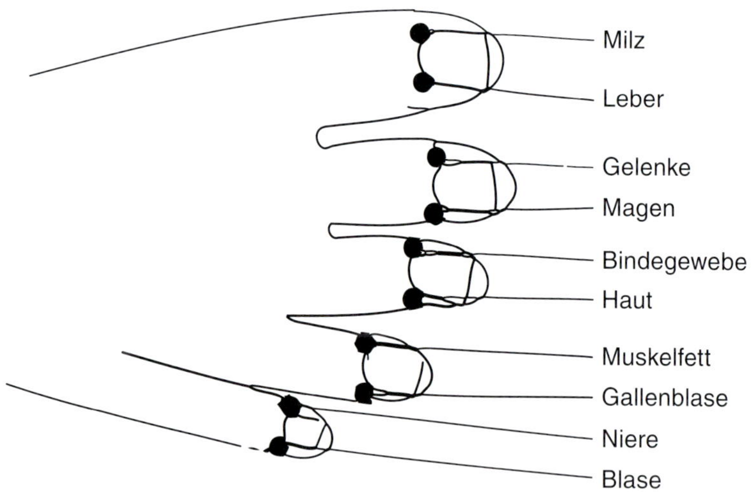

# Die Fußreflexzonenmassage

Die Fußreflexzonenmassage nach Dr. William Fitzgerald habe ich erlernt, um meiner an Hirnhautentzündung erkrankten Tochter zu helfen, obwohl zu dieser Zeit, vor über dreißig Jahren (1980), noch in Kreisen der Fußreflexologie die Ansicht vertreten wurde, dass wir Masseure geistig behinderte Menschen, selbst Kinder, nicht behandeln sollten.

Ein bayrischer Kollege und ein Kollege aus dem Allgäu versuchten, mich während eines Erfahrungsaustausches in der Gesundheitsschule in Auen von dieser Vorstellung zu überzeugen. Sie sagten, dass eine Geistesstörung ein gottgewollter Zustand sei, den wir als Menschen nicht verändern sollten. Auch mein damaliger Lehrer war dieser Auffassung, die ich aber anzweifelte. Die Richtigkeit meiner Ansicht sollte sich bei nachfolgenden Behandlungen wiederholt beweisen.

Einigen durch Sauerstoffmangel behinderten Kindern konnte ich zu einem normalen Leben verhelfen. Bei anderen reichte es nur, um ihre Lebensqualität, mehr oder weniger, zu verbessern. Wenn ich bedenke, dass ein behindertes Kind, das von Ärzten als liegend eingestuft wurde, sich nach fünfzehn bis zwanzig Behandlungen setzen konnte oder nach etwa zweijähriger Behandlung wieder laufen konnte, war es doch der Mühe wert. Nur bei wenigen hatte ich den Eindruck, dass die Fußreflexzonenmassage nicht oder kaum merkbare Veränderungen brachte.

In meinem Buch „Hand und Fuß, Quellen der Heilung“ habe ich einige Behandlungsergebnisse beschrieben.

Dr. W. Fitzgerald entdeckte die Fußreflexzonenmassage bei Studien indianischer Volksmedizin. Er arbeitete sie mit seinen Studenten aus und machte sie uns zugänglich. Dabei stellte er fest, dass sie eine in sich abgeschlossene Methode ist, die unserer Gesundheit sehr zuträglich sein kann. Später bemerkte er, dass die gleiche Methode in den asiatischen Staaten, besonders in China, schon seit über fünftausend Jahren ausgeübt wurde. Der zu dieser Zeit lebende sogenannte „Gelbe Kaiser" ließ die Methode sowie die Meridiane mit den Akupunkturpunkten erstmals schriftlich aufzeichnen.

Ich habe 1978 im November diese Massage bei einer Fußpflegerin kennengelernt. Erst später erfuhr ich, dass man die Methode in Auen, in der Nähe der Stadt Kirn, in einer Gesundheitsschule richtig erlernen konnte. Ich besuchte sie, machte mehrere Wochenendseminare und bildete mich entsprechend aus.

Damals schon fragte ich meinen Lehrer, Johannes Gockeln, warum diese Massage mit einem solch starken Druck ausgeübt werden müsse?

Er gab mir zur Antwort: „Das weiß ich nicht, ich habe sie so erlernt. Wenn du glaubst, dass weniger Druck ausreichend ist, dann gehe deinen eigenen Weg."

Und das tat ich.

Ich sagte mir: Die Fußreflexzonenmassage, so wie wir sie erlernt haben, wird mit starkem Druck ausgeführt. Warum? Unsere Nerven sind doch so empfindsam, sie reagieren auf zarteste Berührungen. Denken Sie an eine Mücke, die sich mit ihrem Gewicht von ein bis zwei Zehntel Gramm irgendwo auf Ihrem Körper niederlässt. Was geschieht? Ihre Hand gleitet sofort dorthin, um sie zu vertreiben.

Oder stellen Sie sich ein Pferd vor, auf dessen behaarten Körper sich eine solch kleine Mücke setzt. Sofort beginnt das große Tier, sein Fell zu bewegen, sodass das Insekt sich entfernt.

Das heißt, die Nerven, auch die unsrigen, reagieren auf die leisesten und zartesten Berührungen. Hinzu kommen die energetischen Kräfte in unseren Händen und Fingern. Wieso ist dieser starke Druck notwendig, und was sollte er bewirken?

Ich habe erfahren, dass ich mit den sanften Massagen das Gleiche und sogar mehr erreichen kann als mit starkem Druck.

Meine Erfahrung ist: Durch den starken Druck können immer wieder Nerven stillgestellt werden, was mehrere Tage oder gar Wochen anhalten kann. Die Anregung der Durchblutung durch die stärkere Art der Massage will ich natürlich in keiner Weise anzweifeln.

Wenn man weiß, dass sich in unseren Füßen, nach Erkenntnissen der Medizin, zweiundsiebzigtausend Nervenenden befinden und in unseren Händen siebzigtausend Nervenenden, kann man sich die Feinheit dieser Nerven in etwa vorstellen.

Bei diesen Zahlen, ob sie nun exakt so stimmen oder nicht, kann man sich schon denken, dass alle Organe, Gewebe und Skelettteile in unseren Händen und Füßen in Form von geordneten Reflexzonen in Erscheinung treten. In unseren Füßen stellen diese Nerven den organisch-körperlichen Aufbau dar.

Das heißt im Zehenbereich: die Kopfzone und das Gesicht, Auge, Nase, Mund und Ohr. Darunter die Schultern, Lunge und Bronchien, zum Innenfuß hin die Schilddrüse, darunter Magen, Bauchspeicheldrüse und Zwölffingerdarm, der Solarplexus, Niere, Harnleiter und Blase, Dick- und Dünndarm, der Ischiasbereich und die Keimdrüsen.

Im Fuß zeigt sich die organische Anordnung unseres Körpers, in unsren Händen dagegen die nervliche Anordnung. Also stellen die Füße den organischen, die Hände den nervlichen Bereich unseres Körpers dar.

## Reflexpunkte in der großen Zehe

Ich fand im Laufe von zehn bis zwölf Jahren rund vierzig Reflexpunkte in den großen Zehen. Dabei stellte ich fest, dass über die Reflexpunkte in den großen Zehen nur belastetes oder erkranktes Gewebe, nicht aber gesundes Gewebe reagiert.

Bei der normalen Reflexzonenmassage ist das anders, es reagiert erkranktes und gesundes Gewebe gleichermaßen. Ich habe wiederholt erlebt, dass mir die Massierten genau mitteilen konnten, welches Gewebe ich gerade behandelt habe.

Eine weitere Erkenntnis war: Da sich die Reflexpunkte in den Hirnreflexen der großen Zehen befinden, gehen die ausgelösten Informationen von dort auf direktem Wege in den Hirnbereich, was wiederum auch die spontanen Veränderungen erklärbar macht.

Wenn Sie bei Schnupfen den Reflexbereich Auge, Mund, Ohr und Nase mit leichtestem Hautkontakt massieren, baut sich der Schnupfen fast immer in wenigen Minuten ab. Werden bei einem Herpes die gleichen Punkte massiert, verschwindet der Schmerz und Juckreiz in wenigen Sekunden. Die Belastung selbst ist in sechs bis zwölf Stunden abgebaut. Bei Kindern, die seit ihrer Geburt immer wieder mit Herpes zu tun hatten, konnte ich den gleichen Verlauf der Gesundung beobachten. Bei Erwachsenen habe ich erlebt, dass der Herpes nach der Massage überhaupt nicht mehr in Erscheinung trat. Bei einigen kam der Herpes wieder, baute sich aber sehr rasch und ohne Probleme in kurzer Zeit wieder von selbst ab. Ebenso war die gleiche Massage bei zwei Personen mit einer Bindehautentzündung erfolgreich.

# Große Zehe

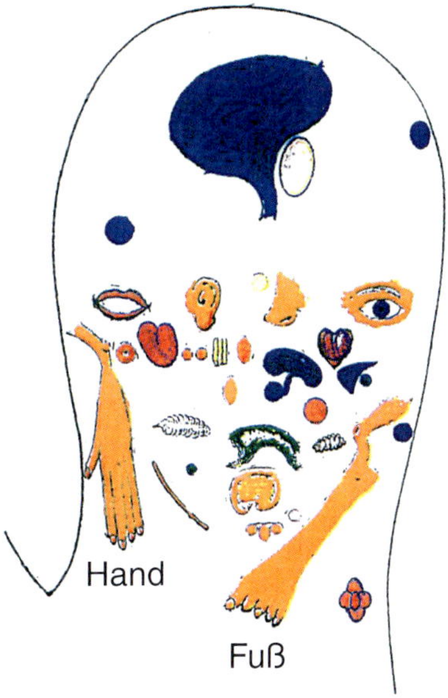


- Hypophyse
- Brust
- Zunge
- Mandeln
- Stimmbänder
- Bronchien
- Solarplexus
- Bauchspeicheldrüse
- Galle
- Leiste
- Hirnstamm
- Hypothalamus
- Zirbeldrüse
- Auge
- Nebenhöhlen – Nase

- Ohr
- Mund
- Herz
- Speiseröhre
- Niere
- Blase
- Leber
- Milz
- Magen
- Dickdarm – Dünndarm
- Gebärmutter – Prostata
- Eierstöcke – Hoden
- Schilddrüse

## Zur zweiten Zehe

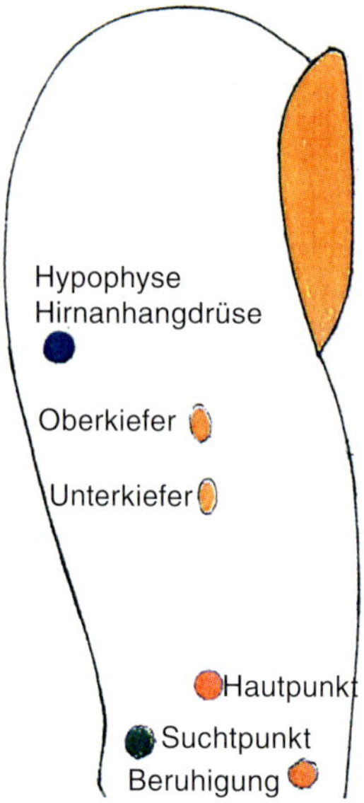


## Zur Fußinnenseite

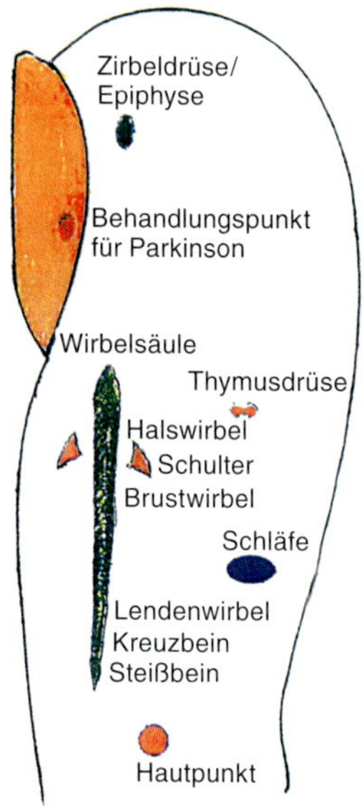


1 Auge
2 Nase
3 Mund
4 Ohrbereich

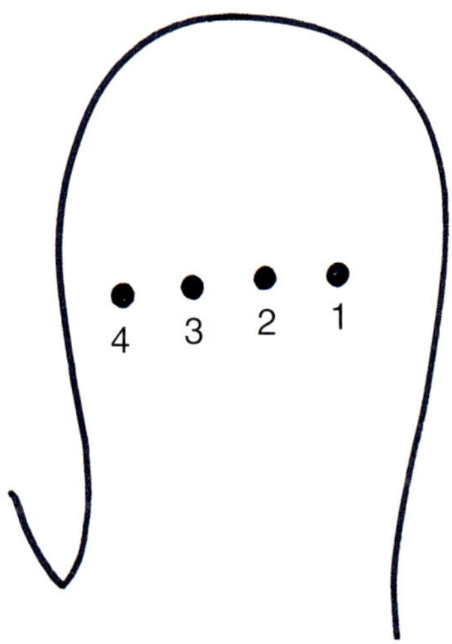

Diese Veränderungen über die Massage der gleichen Reflexpunkte zeigen, dass wir den einzelnen Reflexpunkt nicht suchen und genau erwischen müssen. Das wäre bei der Kleinheit, Feinheit und der Enge, mit der die einzelnen Punkte beieinanderliegen, auch schlichtweg nicht möglich und auch gar nicht notwendig, da über den großen Zeh massiert nur erkranktes Gewebe reagiert.

Ich stelle mir weiter vor, dass bei etlichen Erkrankungen die Nervenwege im Gehirn blockiert oder gestört sind und durch die Massage der großen Zehe die Hirnreflexe so angeregt werden, dass sich der gestörte Nerv einen neuen Weg durch das Gehirn sucht und ihn auch findet.

## Die Anordnung der Reflexpunkte auf der großen Zehe

Auf der Fußsohlenseite der Zehenkuppe der großen Zehe sind, außer einem, keine weiteren Reflexe zu finden. Dieser eine zeigt sich als eine kleine, flache Stelle auf der Zehenkuppe, über den alle Belastungen des gesamten Körpers reagieren.

Es zeigt sich noch eine Besonderheit der Reflexe auf den großen Zehen. Direkt unter dem Hirnbereich, in beiden Zehen, befinden sich die Bereiche Auge, Nase, Mund und Ohr. Seitlich zum Innenfuß hin, nicht zur zweiten Zehe, unter den Bereichen Auge und Nase, befinden sich die Bereiche von Herz, Leber und Niere, wie die Anordnung der Organe bei einem Embryo. Dort zeigt sich auch das Ende der Wirbelsäule, die seitlich an der großen Zehe in ihrer gesamten Länge erscheint. Unter dieser Anordnung kommen erst die Reflexe aller anderen Organbereiche. Diese befinden sich auf einer Zehenfläche – von der

Größe des Fingernagels des Mittelfingers – in großer Enge beieinander.

Von daher kann man den einzelnen Reflexpunkt gar nicht erfassen. Es befinden sich während der Massage sofort mehrere Reflexpunkte unter der Fingerkuppe, von denen nur das erkrankte oder geschädigte Organ oder Gewebe über den entsprechenden Reflex reagiert. Alle andern berührten Reflexbereiche, die nicht belastet sind, reagieren auch nicht.

Die Behandlung selbst ist eine Ganzheitstherapie, die den gleichen Sinn hat wie bei der Fußreflexzonenmassage.

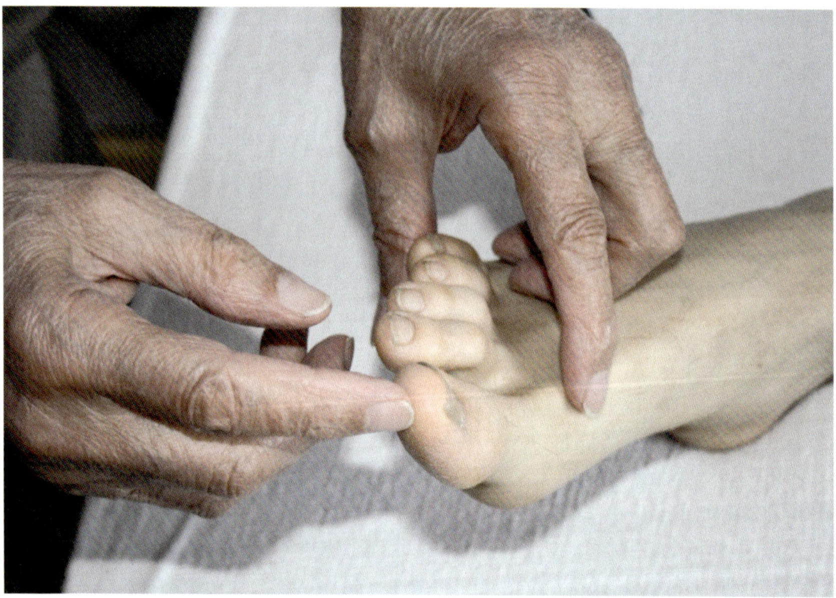

*Über die große Zehe sind viele Organe erreichbar.*

## Reflexbereich Zähne

Ich habe meinem Zahnarzt den Reflexbereich der Zähne am Daumennagel der Hand beschrieben und ihm erklärt, dass sich dort, wo die Daumenkuppen und der Daumennagel miteinander verwachsen sind, die Nervenenden aller Zähne befinden. Ich habe ihm gezeigt, wie man mit einer Massage die schmerzauslösenden Nerven des verletzten Zahnes über die Daumenkuppe mit stärkerem Druck in dem Bruchteil einer Sekunde stillstellen kann. Er wollte es mir nicht glauben.

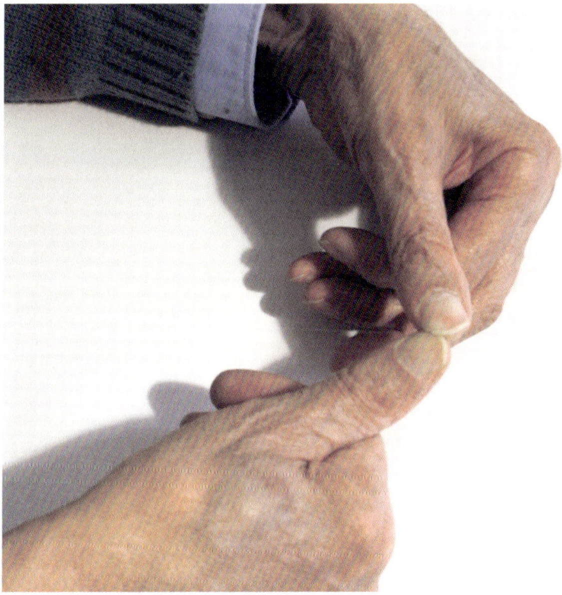

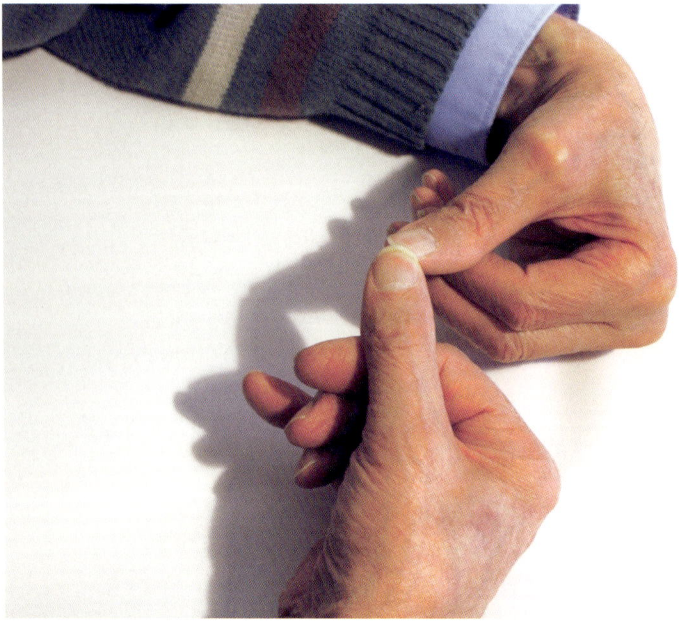

*Über diese Massagepunkte kann man die Nervenenden aller Zähne erreichen.*

Einige Wochen später erzählte er mir, er habe mit seiner Familie in Tunesien Urlaub gemacht. Dort angekommen, bekam er starke Zahnschmerzen und hatte natürlich nichts dabei, um sich helfen zu können. Da habe er gezwungenermaßen die Technik mit den Daumen ausprobiert und war über die Wirkung äußerst überrascht. Danach sei er drei Wochen schmerzfrei gewesen. Zurück in Deutschland kam auch der Schmerz wieder, den er auf die gleiche Art wie im Urlaub behandelte und so auch wieder vertrieb.

Das bewies mir, wie lange die Nerven durch starken Druck stillgestellt werden können. Das Beispiel zeigt, dass, mit starkem Druck massiert, auch alle anderen Nerven der Reflexzonen behandelt werden könnten. Dass Nerven stillgestellt werden, ist aber nicht der Sinn der Fußreflexzonenmassage.

Die Massage sollte sanft und gefühlvoll ausgeführt werden. Zudem ist eine intensive Beobachtung der Personen, mit denen wir arbeiten, vor, während und nach den Behandlungen nötig.

Meine Massagen wurden also im Laufe der Zeit stetig zarter und von meinen Kunden besser angenommen, insbesondere von Kindern.

## Die Hirnreflexe

Durch den Hirnschaden meiner Tochter kam mir ein Gedanke, der mich nicht mehr losließ: Wenn sich in der großen Zehe die Hirnreflexe des Großhirns, des Kleinhirns und des Hirnstammes befinden, also der gesamte Hirnbereich, müssten auch dort wieder alle Reflexpunkte des Körpers in Erscheinung treten, die im Fuß vorhanden sind. Zumal die Erkenntnis besteht, dass sich auf der Hirnrinde die Reflexe des gesamten Organismus befinden.

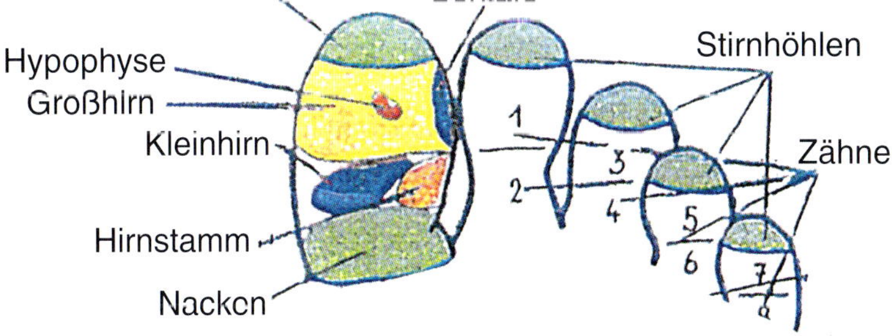

Eines Tages unterhielt ich mich mit meinem Lehrer darüber.

Die Antwort war: „Darüber weiß ich nichts, meines Wissens gibt es darüber auch keine Aufzeichnungen oder Literatur, aber wenn du denkst, dass sich dort Reflexe befinden, gehe der Sache nach, schreibe alles auf, mach Skizzen, und wenn du fündig wirst, teile es uns mit."

## Der Ohrreflex in der großen Zehe

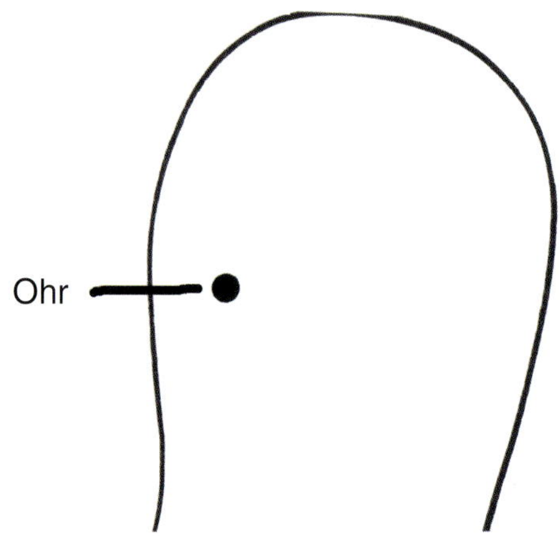


Nun begann ich zu suchen. Ich sprach mit meiner Schwiegertochter, die auf einem Ohr von Geburt an taub war, ob ich bei ihr den Ohrpunkt suchen dürfe, den ich im großen Zeh vermutete. Mit ihrem Einverständnis massierte ich nun mit starkem Druck ihren großen Zeh. Danach mit weniger und letztlich mit noch weniger Druck, bis hin zum leichtesten Hautkontakt.

Als wir nach einem Vierteljahr aufgeben wollten, sagte sie plötzlich: „Mach mal da weiter, wo du eben warst, ich spüre auf einmal ein leichtes Wärmegefühl im Ohr." Nach kurzer Zeit wechselten wir zum anderen Fuß, zur anderen großen Zehe, um im gleichen Bereich dieses Wärmegefühl im Ohr zu erzeugen.

Wir waren uns sicher, wir hatten den ersten Reflexpunkt an der großen Zehe nach über einem Vierteljahr gefunden: den Ohrreflex.

Bei einer der nächsten Massagen entwickelte sich aus dem Wärmegefühl ein leichter Druck im Ohr, der sich dann auch in dem gesunden Ohr bemerkbar machte. Sie sagte, sie habe das Gefühl, als gehe der Druck von einem Ohr auf das andere Ohr über, es sei wie zwei Stäbchen, die aufeinander zugingen. Dann atmete sie sehr tief und heftig, sodass ich erschrak. Dabei wurde sie plötzlich ganz blass. Ich unterbrach sofort die Massage, und die junge Frau erholte sich nach zwei Minuten.

Wir sprachen über das Geschehene, und sie bat, indem sie mir den Kopf entgegenstreckte: „Wiederhole das eben Gesagte noch einmal."

Ich tat es. Darauf sagte sie: „Ich glaube, ich habe dich eben gehört."

Danach gingen wir an ein Radio, schlossen einen Kopfhörer an, den sie an das betroffene Ohr hielt, und meine Schwiegertochter sagte glücklich: „Ich höre wirklich!"

Am Lautstärkeregler machten wir nun einen Bleistiftstrich zur Kontrolle, der uns von Massage zu Massage den positiven Verlauf der Veränderung ihres Hörens anzeigte. Nach den nun folgenden Behandlungen sagte sie mir irgendwann: „Ich kann jetzt mit dem ehemals tauben Ohr telefonieren!"

Ich hatte den ersten Reflexpunkt in der großen Zehe, nach über einem Vierteljahr des Suchens, gefunden und damit die Bestätigung erhalten, dass in der großen Zehe wohl noch mehr zu finden sein müsste.

## Reflexpunkt Unterleib

Der nächste Reflexpunkt, den ich in der großen Zehe fand, betraf bei einer mir bekannten Frau den Unterleibsbereich.

Sie kam zu mir wegen starker Unterleibsschmerzen, während und nach dem Wasserlassen, die nach einer Totaloperation von Gebärmutter und Eierstöcken ständig bei ihr auftraten. Der behandelnde Arzt diagnostizierte Verwachsungen durch die Operation. Eine erneute OP sei notwendig. Ihre Frage war nun: „Ist es möglich, dass man mit der Reflexzonenmassage diese Beschwerden beseitigen kann und ich um eine OP herumkomme?“ Meine Antwort war: „Ich weiß es nicht, aber wenn Sie wollen, können wir es versuchen.“

Und wir versuchten es. Ich massierte sie mehrmals auf die mir bekannte Art – ohne Erfolg. Dann sprach ich mit ihr über die Massage der großen Zehe und bat um ihr Einverständnis, den entsprechenden Reflexbereich bei ihr suchen zu dürfen, was sie mir erlaubte.

Da ich jetzt wusste, wie ich vorzugehen hatte, war das Auffinden der Reflexpunkte von Gebärmutter und Eierstock schon etwas leichter. Zunächst fand ich an der Fußinnenseite auf der Höhe der Unterkante des Zehennagels der großen Zehe einen Punkt, durch den sich der Nieren- und Blasenbereich erwärmte. Dann entdeckte ich bei weiterem Suchen, auf der Höhe des ersten Zehengelenkes zum Innenfuß hin, einen erneuten Punkt, bei dem sich der gesamte Unterleib erwärmte. Meine „Patientin“ sprach von einer ungewohnten, angenehmen Wärme im Bereich der Blase und des gesamten Unterleibes.

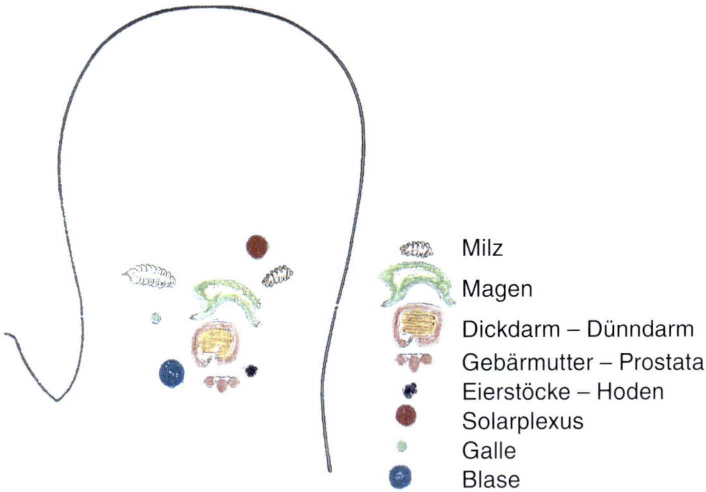


Als die Frau gegangen war, zeichnete ich mir die gefundenen Punkte auf.

Nach einer Woche kam sie überglücklich zur Massage. Sie sagte: „Seit Ihrer letzten Behandlung bin ich schmerzfrei, auch beim Wasserlassen. Mit meinem Hausarzt habe ich auch schon gesprochen. Er hat geantwortet: ‚Seien Sie froh darüber, mit der Fußreflexzonenmassage ist doch scheinbar manches möglich. Wichtig ist jetzt: Sie brauchen nicht noch einmal operiert zu werden."

Das war im Jahr 1983, als manche Ärzte, Heilpraktiker und Masseure den Reflexzonenmasseuren ihre Tätigkeit noch verbieten wollten.

# Die Reflexzonen der Hände

Die Bildtafeln über unsere Hände sind verwirrend. In den Händen sind die Reflexbereiche mit denen der Füße nicht zu vergleichen. Auf den ersten Blick ist die Anordnung der Reflexpunkte ein einziges Chaos. Nichts stimmt im Aufbau mit den körperlichen Anordnungen der Organe, des Gewebes oder der Skelettteile überein. Dazu kommt, dass sich in den einzelnen Fingern mehrere verschiedene Reflexbereiche befinden und dass sich einzelne Reflexe wiederholen.

Im kleinen Finger befinden sich die Reflexpunkte des Arms, der Hand, des Handgelenks, des Unterarms, des Ellenbogens und des Oberarms. Am Ellenbogengelenk befindet sich auch der Reflex der Ovarien. Im Oberarm liegt der Reflex der Testes, die Samenfäden produzieren und zu den Hoden und Keimdrüsen gehören. Darunter befindet sich nicht der Schulterreflex, sondern die männlichen und weiblichen Geschlechtsorgane. Dann folgen der Sehnerv, der Herzreflex, der sich zur Fußmitte hin wiederholt, darunter der Darmbereich, Dickdarm, Dünndarm und der Leber- und Gallenbereich, der sich am Zeigefinger wiederholt. Danach folgt das Gehirn, das sich zwischen Ring- und Mittelfinger ebenfalls wiederholt, danach der Hypothalamus, der sich im Zeigefinger wiederholt, die Blase, die sich ebenfalls unter dem Zeigefinger wiederholt, dann die Gebärmutter, die sich in der Hand mehrmals zeigt … und als Abschluss der seitlichen Hand der Reflex der Schilddrüse. Man erkennt an diesen wenigen Punkten schon die für uns unverständliche Anordnung der Reflexe.

Im Zeigefinger zeigen sich die Reflexe der Hypophyse, der Epiphyse, des Hypothalamus, die Reflexe, um Hemmungen und Minderwertigkeitsgefühlen entgegenzuarbeiten, sowie die Reflexe des Wasserhaushalts, der Nieren- und Blasenregulation. Hier zeigt sich der Leber- und Gallenreflex, der Reflex der Gebärmutter und des Zwerchfells. Im Mittelfinger liegt der Reflex für den Schlund, für die oberen Atemwege sowie für Nase und Kiefernhöhle. Er ist aber gleichzeitig mit maßgebend für den Kreislauf und den Blutdruck.

Im Ringfinger sind die Reflexe des Beines und Fußes. Über diese Reflexe massiert, löst sich jeder Krampf in den Beinen, besonders der nächtliche Krampf, der sich im Schlaf einstellt.

Der Mittelfinger und der kleine Finger haben eine besondere Eigenschaft: Durch eine Massage lässt sich ein zu hoher Blutdruck senken.

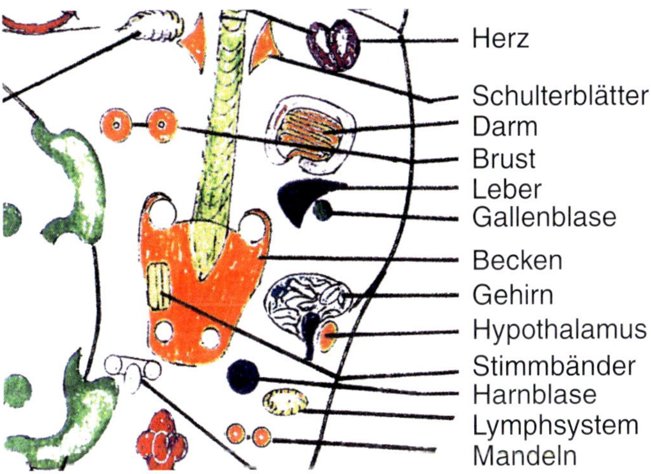

# Förderung der Gesundheit durch Fuß und Hand

Ich habe verschiedene Bereiche, die die Gesundheit fördern, an Fuß, Hand und an anderen Stellen des Körpers gefunden. Es sind Punkte auf der großen Zehe, bei deren Behandlung der gesamte Körper reagiert, und die sechs Energiepunkte rechts und links am Fuß. Sie alle sind es wert, dass sie schriftlich festgehalten werden.

Es sind unter vielen anderen beispielsweise die Bereiche für Asthma, Augeninnendruck, Gürtelrose oder Herpes. Weiter die Punkte zur Erkennung der Arteriosklerose über den Reflex der Bauchspeicheldrüse, Punkte für Fersensporn, Halsbeschwerden, Herzprobleme, hohen Blutdruck, Kopfschmerzen, Migräne, Parkinson, Schnupfen, Schüttelfrost, Schulterschmerzen oder Zahnschmerzen.

# Positive und negative Finger

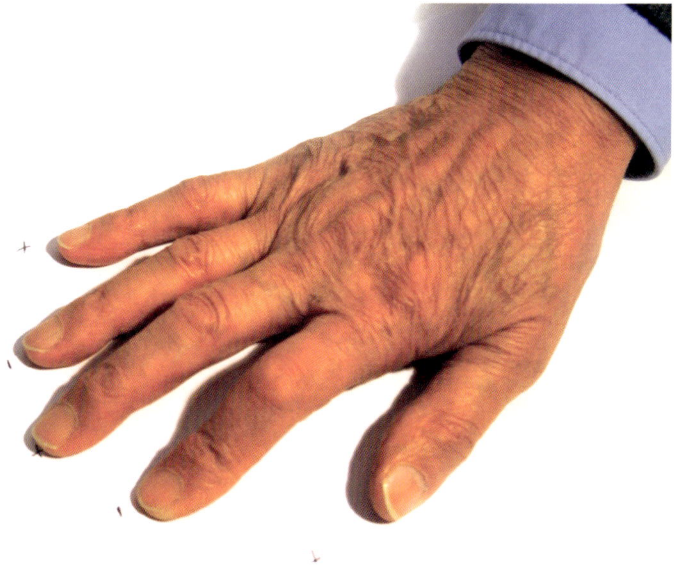

*Auf diesem Bild erkennen Sie wechselseitig die positiven und negativen Finger.*

Ich habe zwei interessante Feststellungen, unsere Hände betreffend, gemacht. Die erste ist, dass unsere Finger nach positiv und negativ zu ordnen sind. Das heißt, wenn der Daumen positiv eingeordnet werden kann, wäre der Zeigefinger negativ, der Mittelfinger wieder positiv, der Ringfinger negativ und der kleine Finger wieder positiv.

Diese Einteilung gilt für beide Hände. Das heißt, beide Daumen wären positiv, beide Zeigefinger wären negativ und so fort.

Ich sage „wären", denn ob diese Einteilung nach positiv und negativ der Wahrheit entspricht, kann ich nicht beurteilen. Es ist mir nicht möglich, dieses auszumessen. Tatsache jedoch ist, dass unsere Finger in der Stärke ihrer Energie Unterschiede aufweisen und dass die Energie im Wechsel von einem zum anderen Finger stärker und schwächer empfunden wird.

Wenn ich mit dem vermutlich positiven Finger massiere und mit dem vermutlich negativen Finger entgegengesetzt den Fuß stütze, wird ein intensiverer Energiefluss von dem Massierten empfunden.

Das heißt: Wenn ich mit dem Mittelfinger der einen Hand massiere, stütze ich mit dem Zeigefinger der anderen Hand den entsprechenden Reflexbereich am Fuß gegenüber ab.

Wenn ich mit dem Daumen massiere, stütze ich am massierten Fuß mit dem entgegengesetzt gepolten Finger ab, das wäre der Zeigefinger.

Wenn der massierende Daumen also positiv ist, dann ist der abstützende Finger negativ. Massiere ich aber mit dem Zeigefinger, dem negativen, so stütze ich mit einem positiven Finger den Fuß ab. Der Massierte empfindet bei einer solchen Anordnung der Finger während der Massage immer einen stärkeren Energiefluss als bei gleichgepolten Fingern, also wenn man mit beiden Daumen oder Zeige- oder Mittelfingern massiert.

## Die Energiepunkte

Die energetische Stärke unserer Finger ist sehr groß, und der Mehrheit der Fußreflexzonenmasseure ist diese Tatsache nicht bewusst. Die Energie durchdringt, ausgehend von bestimmten Stellen am Fuß, spürbar für den Massierten dessen ganzen Körper vom Fuß bis zum Kopf.

Die wohl stärksten Reflexpunkte befinden sich seitlich rechts und links am Innen- und Außenfuß. Dazu wird am Innenfuß der Mittelfinger in den Reflexbereich des Steißbeins gesetzt. Der

Zeigefinger kommt in den Knochenspalt zwischen den Fußwürfelknochen, während der Daumen an der großen Zehe angelehnt wird.

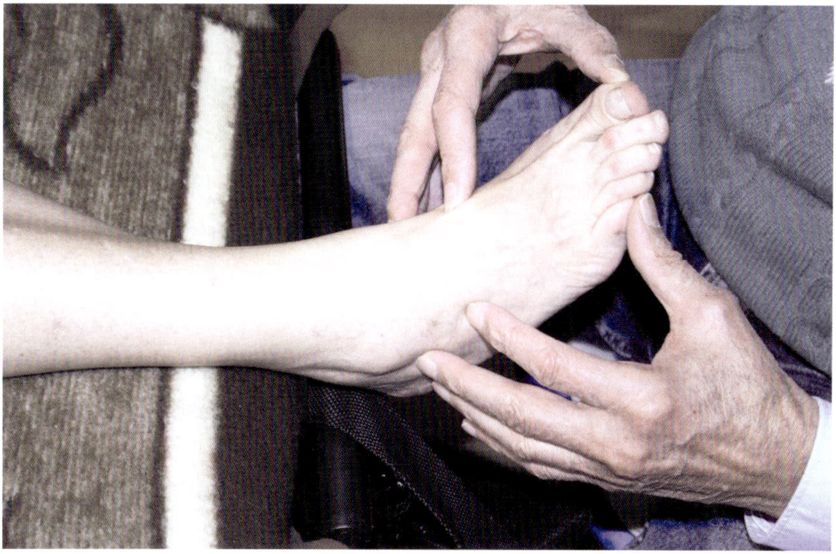

*Die stärksten Reflexpunkte befinden sich seitlich rechts und links am Innen- und Außenfuß.*

Am Außenfuß setzt man den Ringfinger auf den Reflexpunkt des Steißbeins. Den Ringfinger der anderen Hand setzt man am Innenfuß auf die Stelle genau gegenüber. Der Mittelfinger sucht nun am Außenfuß den etwas feineren Knochenspalt zwischen den Fußwürfelknochen, den Daumen legt man an die Zehenkuppe der kleinen Zehe.

In dieser Stellung bleiben unsere Hände so lange, bis ein Wärmegefühl oder ein leichtes Kribbeln für den Massierten zu spüren ist oder die Energie in den Händen zu kreisen beginnt. Wenn eines der geschilderten Gefühle in den Händen empfun-

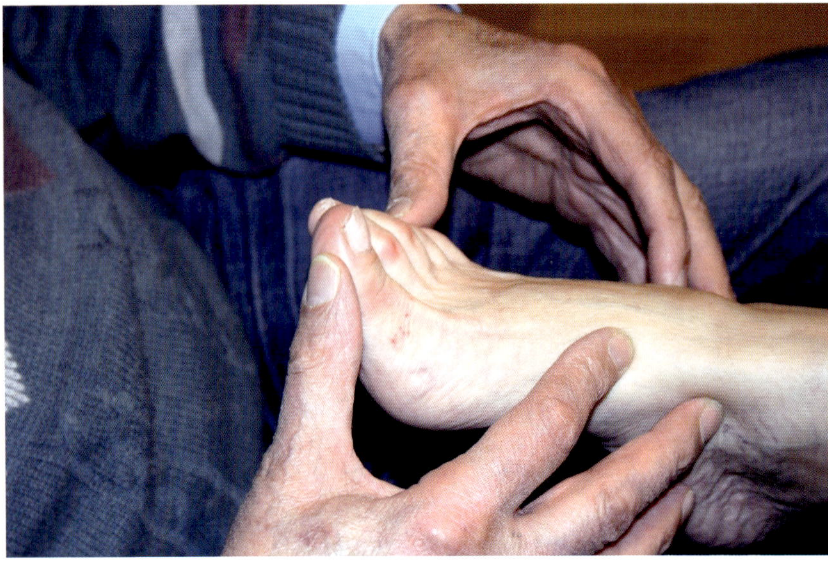

den wird – dies geschieht nach etwa dreißig Sekunden –, entfernt man die Hände zwei bis drei Zentimeter vom Fuß. Unsere Hände bleiben in der geschilderten Stellung, sodass die Energie ungehindert von den Händen zu den Füßen fließen kann.

Indem wir unsere Hände vom Fuß zwischen einem und zwei Zentimeter entfernen, fließt die Energie wesentlich stärker als bei einer weiteren Berührung des Fußes. Der Massierte spürt die energetische Kraft unserer Hände nun viel intensiver. Sie breitet sich angenehm über seinen gesamten Körper bis zum Kopf hin aus.

Anschließend massiere ich die Epiphyse, die Zirbeldrüse des Gehirns, an der Nagelkante der großen Zehe zum Innenfuß zu, dabei halte ich einen Finger auf den Reflex der Hypophyse. Der Abschluss der Behandlung ist wie immer das Halten des Solarplexus mit den Daumen, wobei die Finger auf dem Fußrücken zu liegen kommen.

# Der Energiepunkt auf der Zehen- und Daumenkuppe

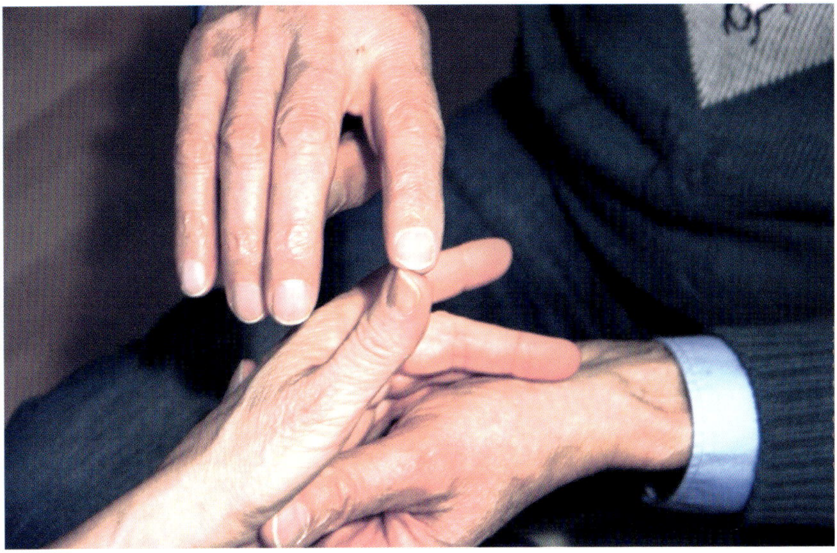

*Ein starker Energiepunkt befindet sich auf der Daumenkuppe beider Hände.*

Es gibt noch einen weiteren Energiepunkt. Er fühlt sich wie eine kleine, flache, ebene Stelle von nur zwei bis drei Quadratmillimetern mitten auf dem Daumen sowie auf der Zehenkuppe an. Über diesen reagieren alle Beschwerden und Blo ckaden des Körpers mit spürbarer angenehmer Wärme und Erleichterung.

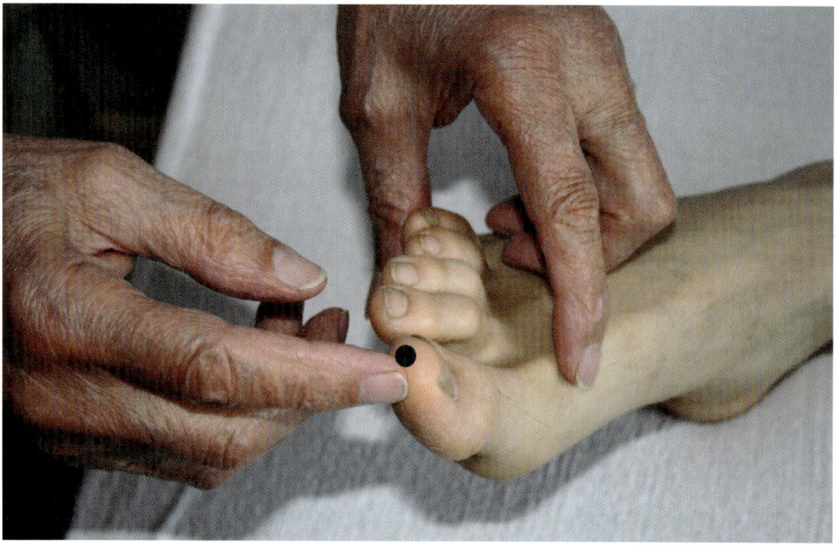

*Der gleiche Energiepunkt befindet sich auf der Zehenkuppe.*

## Die Lagerung des „Patienten"

Ich möchte noch auf verschiedene Dinge vor und während der Massagen hinweisen:

Als Erstes sollte die Person nach Möglichkeit in eine liegende Stellung gebracht werden, dabei weich und warm gebettet sein, sich also von Anfang an wohlfühlen, damit sie sich fallen lassen und entspannen kann. Erklären Sie der Person, dass die Massage wassertreibend ist und, wenn nötig, auch einmal unterbrochen werden muss, um die Entspannung zu wahren.

*Besondere Hinweise für Frauen:*
Wenn Sie Ihre Periode haben oder sich in den Wechseljahren befinden und dadurch unregelmäßigen Blutungen haben,

sollten Sie dies dem Masseur unbedingt sagen, damit Sie im Reflexbereich der Gebärmutter und des Eierstockes nicht massiert werden. Die Massage kann in dieser Zeit stärkere Blutungen auslösen.

Bei Beschwerden im Unterleib, wie krampfartigen Schmerzen aller Art und ungewohnt starken Blutungen, ist der Reflexpunkt, der für den Enddarm „zuständig" ist, zu massieren.

Der weibliche Enddarm steht in ganz enger Verbindung mit dem weiblichen Unterleib. Über den Enddarmbereich massiert, bauen sich in kürzester Zeit fast alle Beschwerden des Unterleibs und auch stärkere Blutungen ab. Ich habe wiederholt Frauen mit stärkeren Blutungen behandelt, die mir, unabhängig voneinander, bei der nachfolgenden Massage sagten: „Es war, als hätten Sie ein Hähnchen zugedreht."

Behandelt man Schwangere in diesem Bereich, bauen sich Beschwerden, die mit der Schwangerschaft in Verbindung zu bringen sind, ab, z.B. bei Beschwerden am Muttermund: Die Massage des Enddarms führt sehr häufig dazu, dass er sich meist schon nach der ersten Massage schließt.

## Das typische Kältegefühl

Allen Personen, die zur Massage kommen, sollte man mitteilen, dass es während der Massage, aber auch bis zu sechs Stunden danach, zu einem Kältegefühl kommen kann, das sich in der Nacht bis zu einem Schüttelfrost steigern kann. Mit einem Stückchen Würfelzucker, Schokolade oder Süßem in irgendeiner Form verschwindet dieses Kältegefühl nach weniger als einer Minute.

Das Kältegefühl entsteht durch die Anregung der Durchblutung der Organe über die Nervenenden am Fuß und die damit verbundene intensivere Arbeit der Organe insgesamt. Es kommt dabei zu einem Abfall des Blutzuckerspiegels, der sich durch die Einnahme von Zucker sofort wieder behebt. Ist die Einnahme von Zucker nicht möglich, kann das Kältegefühl, wenn es auftritt, bis zu einer Stunde anhalten.

Das gleiche Kältegefühl kann auch den Masseur treffen, ebenso eine nervliche Unruhe in der Nacht, sodass er sich im Bett umherwälzt und nicht in einen ruhigen Schlaf findet. Die Ursache ist darin zu suchen, dass der Körper des Massierenden bei der Massage eine stärkere statische Aufladung erfahren hat, die sich auch durch das Abspülen der Hände nicht vollständig abbauen lässt.

Das Abduschen des ganzen Körpers hilft Massiertem und Masseur.

## Auswahl des Massageöls

Das nach meiner Erfahrung beste Massageöl ist das kaltgepresste Olivenöl erster Pressung. Warum dieses Öl? Der Olivenbaum und so auch das Olivenöl kommen in ihrem genetischen Aufbau den menschlichen Genen sehr nahe. Daher die Bekömmlichkeit als Speiseöl und als ein Heilmittel, für das es schon lange vor unserer Zeitrechnung bekannt war. Selbst heute noch ist natives Olivenöl für viele Salben und Cremes die Fettgrundlage. Ebenso empfehle ich auch ein gutes Sonnenblumenöl.

Fast alle Massageöle, die Sie kaufen können, sind technisch aufbereitete Öle und damit nicht mehr naturrein. Ich würde sie für die Reflexzonenmassage nicht empfehlen.

Mein Massageöl ist seit über dreißig Jahren immer nur das Olivenöl in 1-a-Qualität: erste Pressung, extra kalt gepresst.

Es wird mit Johanniskrautblüten angesetzt und wird auch als Rotöl bezeichnet.

Im Juni, wenn das Johanniskraut blüht, pflücke ich so viele Blüten, wie ich sie für ein Jahr benötige. Diese Blüten fülle ich in ein großes Glas bis etwa acht Zentimeter unter den oberen Rand des Glases und fülle dann mit Olivenöl drei bis vier Zentimeter über die Blüten auf. Ich stelle das so gefüllte Glas an einen sonnigen Platz. Dort lasse ich es bis zum späten Herbst in der Sonne stehen. Nach wenigen Tagen beginnt sich die rote Färbung durch die Blüten des Johanniskrautes im Öl zu zeigen, um sich bis zum späten Herbst in ein wunderbares rotes Öl zu verändern, in dem die ganze Kraft des Öls, der Blüten und der Sonne vereinigt sind.

Auch ein gutes Sonnenblumenöl kann ich nur empfehlen.

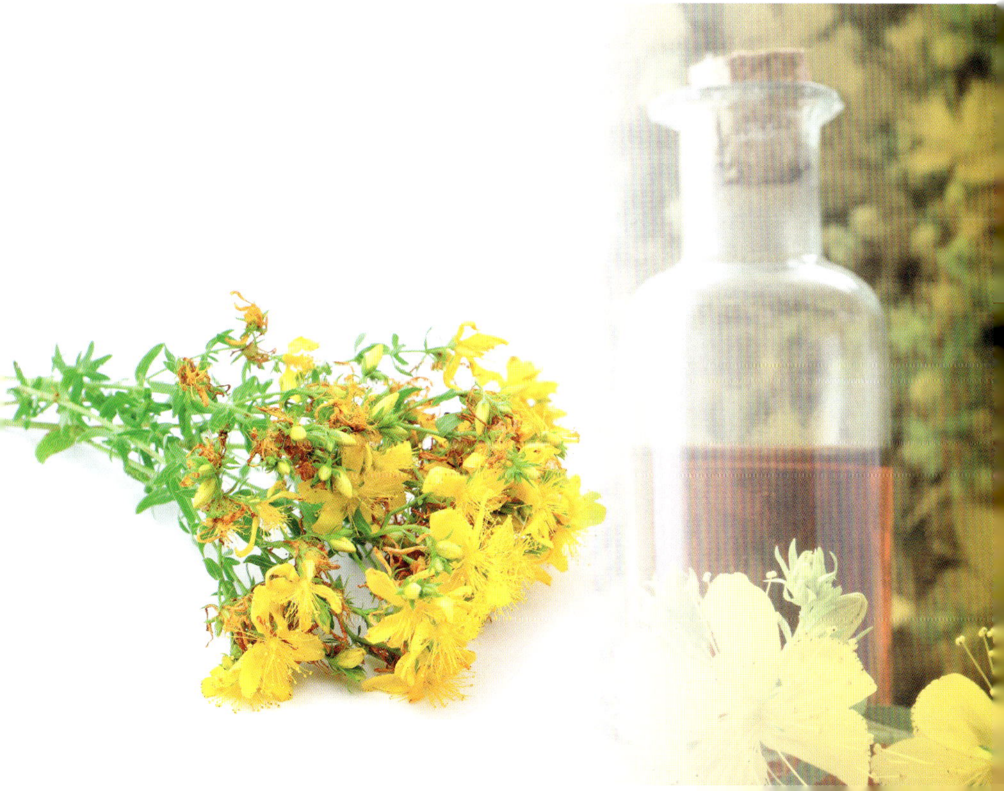

## Wissenswertes zur Massage allgemein

Die Massage beginnt immer am rechten Fuß, im Bereich der Niere, und wird dann im Bereich der Harnleiter und der Blase weitergeführt. Warum beginne ich so?

Die Massage ist eine Anregung der Durchblutung im gesamten Körper. Mit ihr beginnt die Entgiftung und Entschlackung des Körpers. Da die Nieren das Blut reinigen, werden diese als erste Organe gefordert. Der Harnleiter ist die Ableitung und die Blase das Behältnis für die ausgefilterten Flüssigkeiten.

Die weitere Folge der Massage ist nun nicht mehr so wichtig, es sollten nur die Reflexe aller Organe und Gewebe anmassiert werden und nicht nur Teilbereiche oder das belastete Organ oder Gewebe.

Die Massage ist eine Ganzheitstherapie und keine Symptombehandlung. Sie beinhaltet stets den gesamten Körper und damit auch die meist unbewusste Ursachenfindung.

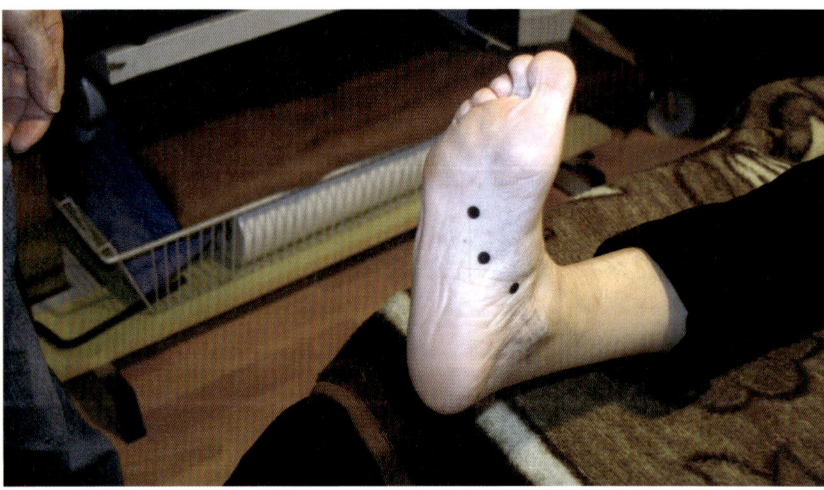

*Hier sehen Sie die Punkte, die bei jeder Behandlung anmassiert werden sollten.*

Zu Anfang einer Massagereihe kann es zu einer sogenannten Erstverschlechterung kommen, wie es auch von der Homöopathie her bekannt ist. Diese kann von ein paar Stunden bis zu drei Tagen anhalten. Sollte der Urin dunkler sein und schärfer riechen, ist dies kein Grund zur Sorge. Hier zeigt sich der beginnende Prozess der Entgiftung und ist mit dem Abbau der Ablagerungen im Körper in Zusammenhang zu bringen.

Wir sollten uns aber im Klaren sein, dass vom Fuß her keine Diagnose zu erstellen ist, hierfür gibt es Ärzte und Heilpraktiker. Wir können nicht heilen, sondern wir regen mit unserer Massage nur die Durchblutung über die Nervenenden im Körper an, alles andere geht vom Körper selbst aus. Wir können ihn nicht zwingen, etwas zu tun, zu dem er nicht selbst in der Lage ist. Wir können nur nervliche Verkrampfungen aufspüren, die sich wie einzelne Sandkörner oder kleine mit Sandkörnern angereicherte Flächen anfühlen.

Diese Stellen können wir immer wieder massieren, über eine gewisse Zeit beobachten, und sollten sie sich nicht auflösen und die damit verbundenen Schmerzen nicht zurückgehen, dann wäre es wichtig, dem Betroffenen zu einem entsprechenden Arztbesuch zu raten.

Uns muss Folgendes bewusst sein: Wo Organe oder Gewebe erkrankt oder belastet sind, verkrampfen sich die Nervenenden im entsprechenden Reflexbereich am Fuß. Wenn das geschieht, bildet der Fuß zum Schutz der verkrampften Nervenenden dort sogleich eine Verhornung. Wenn wir an diesen Stellen die Hornschicht entfernen, bildet der Fuß sehr bald an gleicher Stelle eine neue.

Fordern Sie die zu massierende Person vor Massagebeginn auf, sich fallen zu lassen, um dadurch zu einer tieferen Entspannung zu gelangen, und sollte sie ein Schlafbedürfnis empfinden, sollte sie diesem unbedingt nachgeben.

*Ein Tipp:* Sollte eine Frau während des Schlafes schnarchen und Sie nach dem Erwachen fragen: „Habe ich geschnarcht?“, antworten Sie immer mit Nein. Sollten Sie mit Ja antworten, werden Sie erleben, dass die Person sich während der weiteren Massagen nicht mehr voll entspannen kann, geschweige denn einschläft. Sie wird mit aller Kraft versuchen, sich wach zu halten, um nicht zu schnarchen.

Eine solche Person bringt sich damit um das Höchsterreichbare einer Fuß- oder Energiezonenmassage: die Rückführung von Erlebnissen oder Erinnerungen aus dem Unterbewusstsein. Die Massage kann Schreck- und Schockerlebnisse, die sich durch nervliche Blockaden äußern und in den letzten Monaten, Jahren oder sogar in der Kindheit oder der Geburtsphase passiert sein können, aus dem Unterbewussten in unser Bewusstsein ins Hier und Jetzt zurückbringen.

Durch ein solches Erleben bauen sich Belastungen aller Arten ab, die man unbewusst mit sich umhergetragen hat. Mehrere Personen erzählten mir, unabhängig voneinander, dass sie sich während der Massage als neben mir stehend erlebt haben und zusehen konnten, wie ich sie massierte. Eine Frau sagte, sie fühle jetzt noch die Gardine in ihrer Hand, an der sie sich festgehalten habe. Ein Mann erzählte: „Ich stand mit Schmerzen im Leib auf Ihrem Schreibtisch und schaute Ihnen bei Ihrer Arbeit zu, jetzt sind die Schmerzen aber weg.“

*Ein Beispiel:*
Bei der Energiezonenmassage schlief eine Frau ein. Sie erreichte dadurch unbewusst totale Entspannung, den Alpha-Zustand, in dem ein Erlebnis aus der Kindheit in ihr Bewusstsein zurückkehrte. Sie sah sich als etwa Zwei- bis Dreijährige im Wohnzimmer ihrer Großeltern auf dem Boden liegen und mit dem Spazierstock ihres Großvaters spielen. Dabei steckte sie den Knauf des Stockes in ihren Mund und bekam ihn nicht

mehr heraus. Sie sah dann ihre Mutter ins Zimmer kommen und hörte sie schreien, worauf ihre Großmutter ebenfalls in das Wohnzimmer stürzte. Ihre Mutter versuchte nun, diesen Knauf aus dem Mund ihres Kindes herauszunehmen, was ihr nicht gelang. Darauf nahm die Großmutter den Stock, drehte ihn und konnte ihn so aus dem Mund herausziehen.

„Jetzt", so sagte sie nach dem Aufwachen, „schmerzt mein gesamter Kiefer, oben und unten."

Ich massierte ihr den Ober- und Unterkieferbereich sowie den Solarplexus intensiv an, was die Schmerzen linderte, aber nicht ganz nahm. Nach einer Woche fühlte sie immer noch diesen Schmerz. Er war nicht mehr so stark, aber immer noch spürbar.

Ich massierte sie erneut, wodurch der Schmerz nachließ und letztlich verschwand.

Eine Woche später erzählte diese Frau, sie war Musiklehrerin: „Ich weiß jetzt erst, wie verspannt ich all die Jahre durch dieses Stockerlebnis war. Mein Kiefer ist seit dem Massageerlebnis entspannter und beweglicher. Das Sprechen und Singen im Unterricht fällt mir viel leichter, selbst beim Essen spüre ich die Leichtigkeit in Kiefer und Zunge."

Wie weit der Körper es erlaubt, in einem solchen Alpha-Zustand aus dem Unterbewusstsein Erinnerungen in unser Bewusstsein zu bringen, unterliegt nicht dem Willen des Massierenden oder des Massierten. Wir erkennen unsere Blockaden nur in den wenigsten Fällen.

*Ein Beispiel:*

Eine Frau, die mit Schuldgefühlen behaftet war, kam zu mir. Wenn eines ihrer Kinder mit einer schlechten Schulnote nach Hause kam, fühlte sie sich schuldig, weil sie nicht, wie notwendig, mit ihm geübt hatte. Das Kind betraf keine Schuld. Ebenso verhielt es sich bei dem Verhalten ihres Mannes. Hatte er schlechte Laune, hatte sie ihm das falsche Essen mit zur Arbeit gegeben oder Wurst auf sein Brot gelegt, wo doch Käse richtig gewesen wäre, usw. Das ging so weit, dass sie meinte, sie hätte dem Nachbarn sagen müssen, wann er in seinem Garten hacken und gießen sollte, damit sein Gemüse richtig gedeihen konnte. Sie fühlte sich für alles Mögliche immer wieder schuldig. Dann kam sie bei einer Energiezonenmassage in diesen Alpha-Zustand.

Nach ihrem Erwachen fragte sie mich, was ich mit ihr gemacht hätte, sie habe etwas Furchtbares geträumt. Sie wollte zunächst nicht darüber reden. Ich akzeptierte das und überließ sie ihren Gedanken. Aber dann sprudelte es aus ihr heraus: „Ich sah mich im Traum im Zimmer meiner Großeltern als kleines Kind auf dem Wohnzimmertisch sitzen. Meine Mutter saß vor mir auf dem Sofa und weinte und klagte: „Du bist daran schuld, dass ich deinen Vater heiraten musste. Warum musstest du nur kommen, ohne dich hätte ich deinen Vater nicht geheiratet."

Jetzt wusste ich den Grund ihrer Schuldgefühle und sprach darüber mit ihr, dabei kamen weitere Einzelheiten zur Sprache. Ihre Mutter kam aus einer Laune heraus nach einem Fest mit ihrem Vater zusammen. Sie hätte diesen Mann niemals geheiratet, aber sie wurde schwanger und musste mit ihm gezwungenermaßen die Ehe eingehen.

Die Mutter der Massierten hielt ihr Kind während des Gesprächs an den Hüften fest und ließ es einen Augenblick los, um ihre Tränen abzuwischen. Dabei fiel das Kind vom Tisch, schlug mit dem Kopf auf der Armlehne des Sofas auf und verletzte sich an der linken Augenbraue.

Die Frau zeigte mir eine feine, dünne Narbe, die man nur bei genauem Hinsehen erkennen konnte. Dazu sagte sie: „Jetzt weiß ich auch, woher ich diese Narbe habe. Wenn ich meine

Mutter nach deren Ursache gefragt hatte, war ihre Antwort immer die gleiche gewesen: „Da bist du als Kind einmal gefallen."

Ich gab ihr den Rat, sich mit ihrer Mutter zusammenzusetzen und über das bei der Massage Erlebte zu reden.

Das tat sie auch, wie sie mir eine Woche später erzählte.

Sie sagte zu ihrer Mutter: „Ich weiß jetzt auch, woher ich diese Narbe habe und wie sie entstanden ist." Die Antwort der Mutter war: „Gar nichts weißt du, denn ich war allein mit dir in der Wohnung, als es passierte, und habe auf deine Fragen stets nur geantwortet, du wärst gefallen, aber nicht, wo und wie."

Darauf erzählte meine „Patientin" ihrer Mutter die ganze Geschichte, die wir miteinander erarbeitet hatten. Die Mutter wurde weiß im Gesicht und fragte: „Wer hat dir das alles gesagt, das weiß doch keiner, ich habe doch mit niemandem darüber gesprochen." Daraufhin erzählte meine „Patientin" von der Behandlung und was sie dabei geträumt hatte. Die Mutter wollte es nicht glauben.

Dann hätten sie zusammen geweint und bei einer Tasse Kaffee noch einmal über die damaligen Zustände in der Familie gesprochen.

Die Frau erzählte weiter: „Nach Ihrer Massage und dieser Aussprache mit meiner Mutter hatte ich erstmals die ganze Woche keinerlei Schuldgefühle, es ist alles so ungewohnt leicht, ich glaube fast, ich bin durch dieses Erleben ein anderer Mensch geworden."

Und darum massiere ich immer beide Füße und nicht nur Teilbereiche. Denken Sie daran: Der Mensch ist eine Ganzheit aus Seele, Geist und Körper. Das eine ist ohne das andere nicht denkbar. Die Massage ist eine Ganzheitstherapie. Massieren Sie sich die Füße nicht selbst. Durch die entstehenden Verkrampfungen nützt Ihnen eine solche Massage nicht viel.

Wenn es dennoch sein soll, setzen Sie sich bequem in einen Sessel und massieren Sie sich über die Hände. Suchen Sie sich nach Möglichkeit eine Partnerin oder einen Partner, damit sie sich gegenseitig die Füße massieren können.

## Der Behandlungsplan

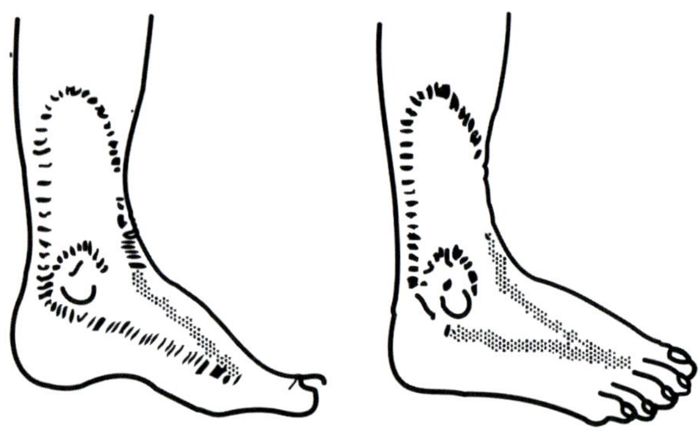

Der Beginn der Massage entspricht der der normalen Fußreflexzonenmassage. Wir nehmen die Ferse in die Hand, fassen die Zehen mit der anderen und drehen den Fuß drei- bis viermal nach rechts und nach links. Wir drehen danach auf die gleiche Weise die einzelnen Zehen – an der großen Zehe beginnend – nach rechts sowie nach links und zupfen sie zur Lockerung leicht nach oben.

Danach kommen die Beruhigungszonen: Sie streicheln, an den Zehen beginnend, mehrmals über den Fußrücken, das Schienbein aufwärts zum Knie hin, die Waden wieder abwärts zur Ferse hin, um das Fußgelenk herum und zu den Zehen hin.

Anschließend massieren Sie auf der Fußsohle die Reflexe der Nieren, der Harnleiter und der Blase.

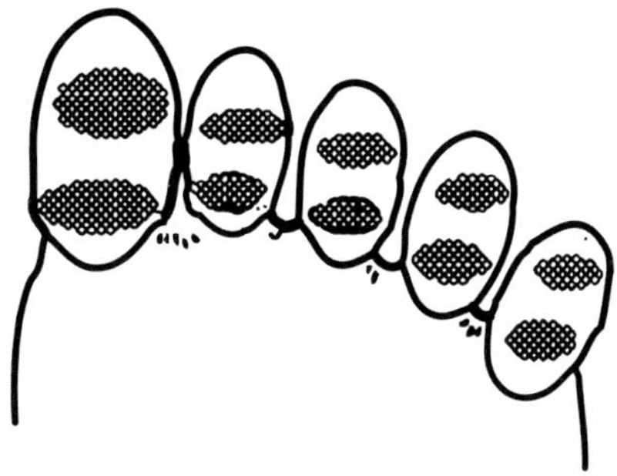

Dann werden die Zehenkuppen mit dem Mittelfinger oder dem Daumen fünf- bis sechsmal kreisend von der großen Zehe zur kleinen Zehe hin massiert, danach die Muskeln unterhalb des ersten Zehengliedes sechs bis sieben Sekunden kreisend, von der kleinen Zehe zur großen Zehe hin.

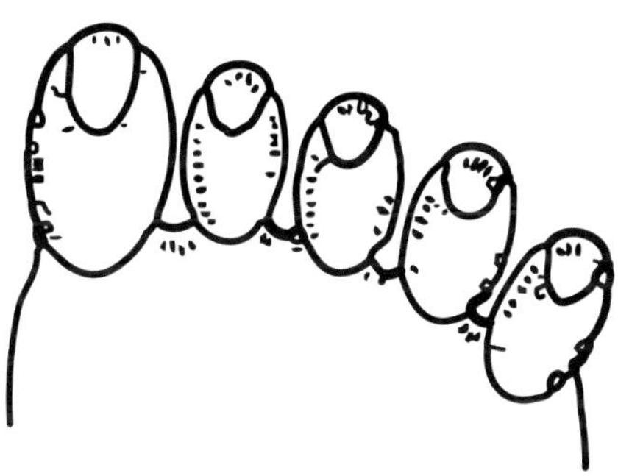

Die Großzehe seitlich außen fünf- bis sechsmal auf- und abwärts streichen, danach den Nagel mehrmals umkreisen. Jetzt den Innenzeh fünf- bis sechsmal auf- und abwärts streichen, dann den Lymphpunkt fünf bis sechs Sekunden massieren.

Danach führen Sie das Gleiche an allen Zehen aus.

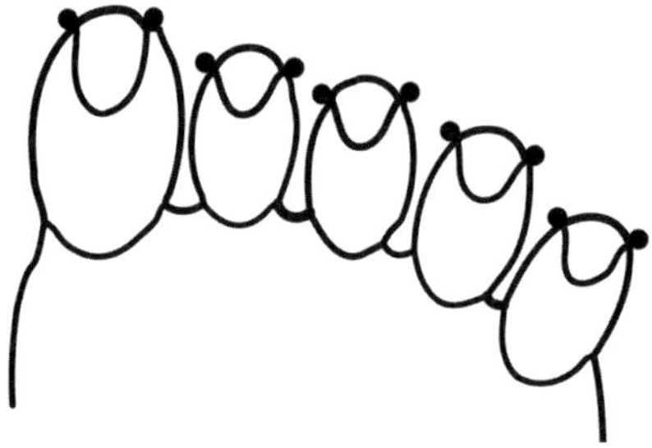

Am Nagelbett der kleinen Zehe beginnend die Zehe mit dem Mittel- und Zeigefinger etwa 20 Sekunden halten.

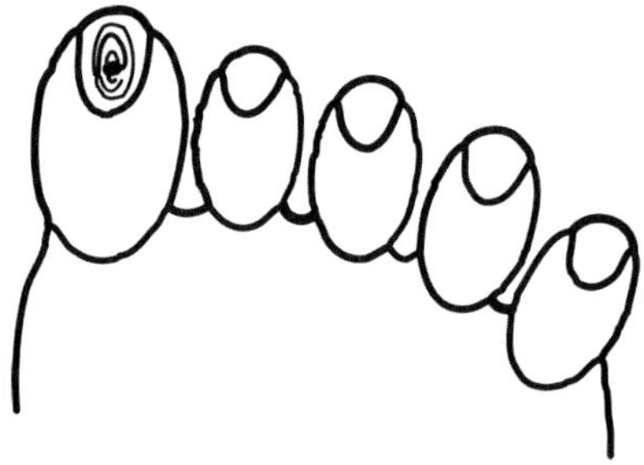

Den Großzehennagel etwa 20 Sekunden kreisend massieren. Die Zehe dabei im Reflexbereich der Hypophyse stützen.

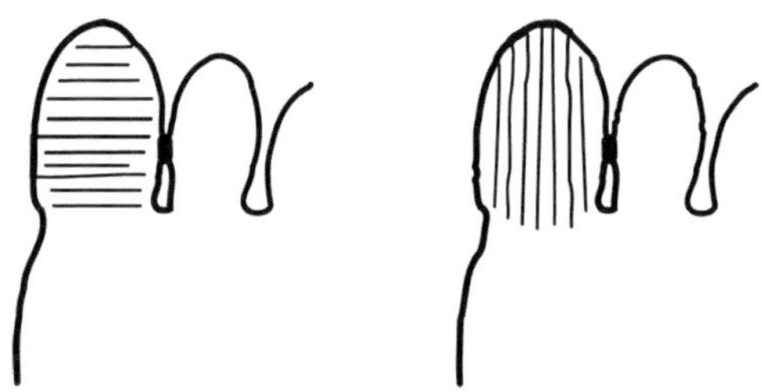

Großzehenbehandlung: Die Reflexpunkte mit leichtestem Hautkontakt, nach Plan erst quer, danach längs massieren. Dabei den Solarplexus mehrmals kurz massieren.

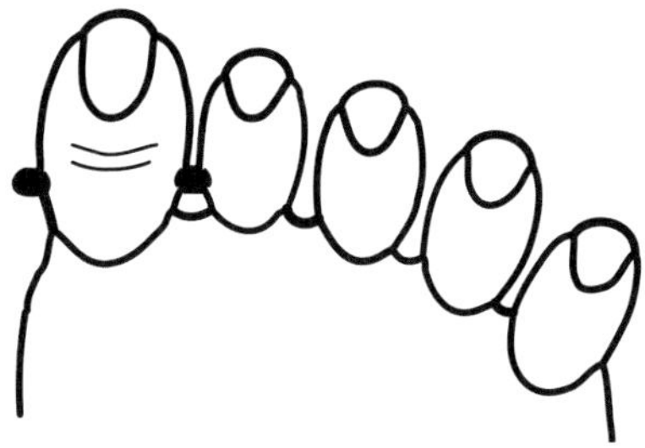

Die Energiepunkte der Haut am großen Zeh leicht drücken. Mit dem Zeigefinger innen und dem Mittelfinger außen etwa eine Minute lang halten.

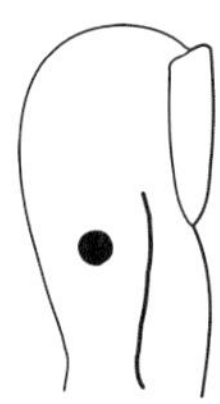

An der Großzehe seitlich die Wirbelsäule massieren, danach ebenso die Thymusdrüse 10 bis 20 Sekunden.

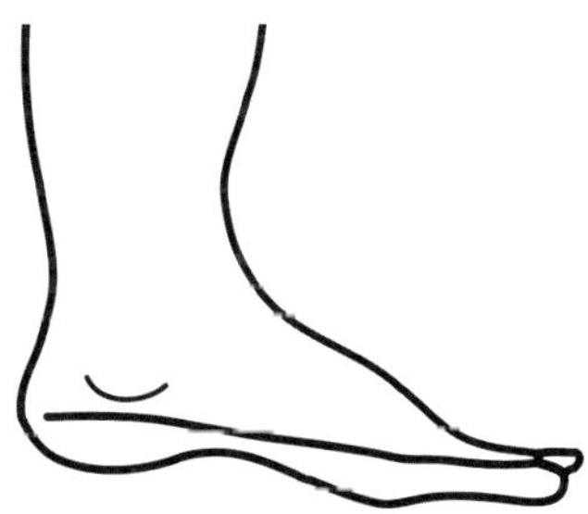

Die Wirbelsäulenreflexe am Innenfuß mit dem Mittelfinger abschnittsweise massieren – Steißbein, Kreuzbein, Lendenwirbel, Brustwirbel und Halswirbel – der Zeigefinger der anderen Hand kann dabei am Außenfuß gleichmäßig mitgehen.

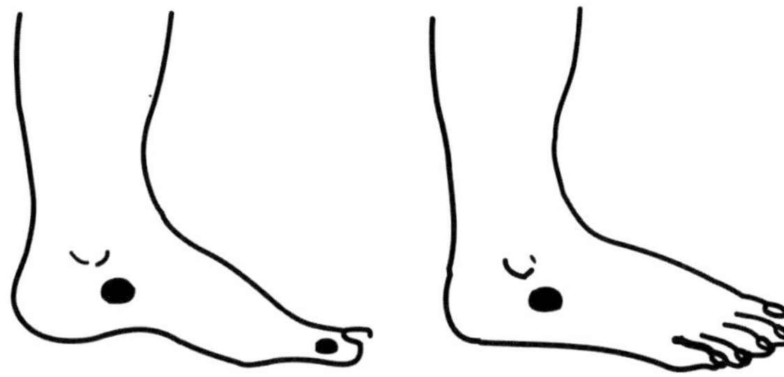

Energiepunkte am Innen- und Außenfuß unter dem Mittelfußknochen mit den Zeigefingern drücken. Den Mittelfinger am Innenfuß auf den Reflex des Steißbeins setzen. Die Daumen liegen am Halswirbel und Schulterreflex. Diese Stellung etwa eine Minute halten. Danach alle Finger einen Zentimeter vom Fuß entfernen und so zwei bis drei Minuten halten. Dabei den Energiefluss im gesamten Körper beobachten.

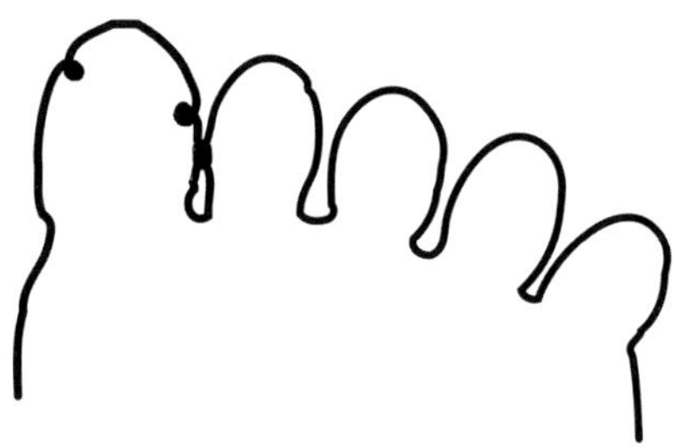

Die große Zehe an der oberen äußeren Nagelkante mit dem Mittelfinger halten. Zur zweiten Zehe hin unterhalb der Nagelmitte in der sich dort zeigenden Mulde mit dem Zeigefinger leicht drücken, einige Minuten lang, je nach Gefühl, Bedarf oder Reaktion.

Als Abschluss eignet sich eine Entspannung wie bei der Reflexzonenmassage. Dazu mit den Daumen jeweils den Bereich des Solarplexus und mit den Fingern den Fußrücken massieren.

Bei den hier angeführten Reflexpunkten der Zehenkuppen werden an den Zehen die entsprechenden Organe und Gewebe angeregt.

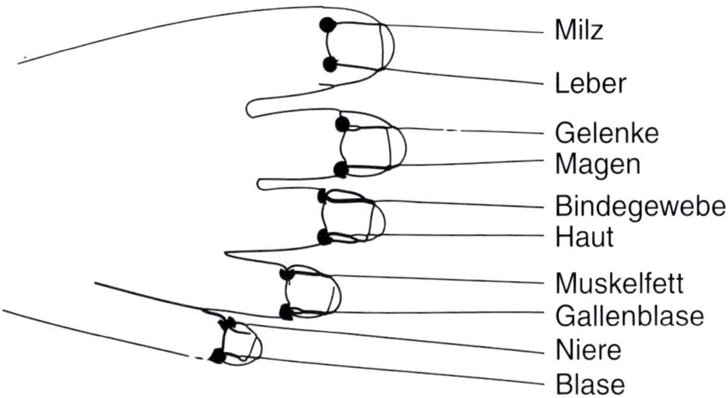


## Die Psychosomatische Massage

Sie ist eine Massage für Körper, Geist und Seele. Mit dem Auffinden der Reflexpunkte an den großen Zehen entdeckte ich auch eine andere Art der Massage. Sie taucht tiefer in die nervlichen und seelischen Bereiche der Menschen ein als die bekannten Reflex- und Energiezonenmassagen. Die Entspannung steht im Vordergrund, die Massierten schlafen schneller und tiefer ein und kommen öfter in den sogenannten Alpha-Zustand. Sie berichten von bunten Farbpunkten und Kreisen, von Bildern, die sie sehen, die ihnen bekannt, aber auch unbekannt sind, und von Erlebnissen guter oder schlechter Art, die aus der Jetztzeit bis hin in die Geburtsphase reichen. Vereinzelt sahen die Betroffenen sich selbst neben mir stehen.

Mir persönlich sind keine Massagen bekannt, die so tief in

die nervlichen, seelischen Bereiche eindringen, darum nannte ich diese Behandlung „Psychosomatische Massage“.

1. Der Beginn dieser Behandlung ist wie immer im Bereich der Niere, des Harnleiters und der Blase zu suchen. Danach massiert man zurück zur Blase, zum Harnleiter, zur Niere und in den Solarplexus. Der Solarplexus ist immer Ausgangs- und Endpunkt der einzelnen Wiederholungen und von der Mitte aus mit größer werdenden Kreisen zu massieren, bis hin zum Innen- und Außenfuß. Dabei werden die Bereiche der Schulter, der Leber und der Galle, des Querdarms, der Niere, des Zwölffingerdarms, der Bauchspeicheldrüse, des Magens, der Schilddrüse und der Bronchien sowie der Lungenbereich erfasst. Danach massiert man kreisend zurück bis zur Mitte des Solarplexus.
2. Jetzt vollzieht sich die Wiederholung wie geschildert: Niere, Harnleiter, Blase und dann den Reflex des Steißbeins. Danach wieder Blase, Harnleiter, Niere und, wie geschildert, kreisend den Solarplexus.
3. Danach von der Niere aus den Weg zurück massieren und über den Steißbeinbereich in den Bereich Kreuzbeinplatte und wieder zurück, wie geschildert, bis zum Solarplexus.
4. Dann beginnt der gleiche Vorgang, doch jetzt geht die Massage weiter in den Bereich der Lendenwirbel und wieder zurück bis in den Solarplexus.
5. Danach die gleichen Massagen bis in den Brustwirbelbereich und wieder zurück bis zum Solarplexus.
6. Jetzt geht der Weg massierend weiter bis in den Halswirbelbereich und wieder zurück bis in den Solarplexus.
7. Danach bis zur großen Zehe massieren, mit einem leichten Hautkontakt kreisend am Innenfuß hoch und über die Zehenkuppe hinweg zur Seite der zweiten Zehe.

Danach wird die untere Hälfte der großen Zehe, auf der Fußsohlenfläche, mit leichtem Hautkontakt massiert. Dem folgt eine Massage der vorderen Hälfte der großen Zehe – ebenfalls mit einem leichten Hautkontakt.

Nun massieren wir seitlich des Schilddrüsenreflexes, von der Zehe weg, hin zum Solarplexus. Er wird kreisend massiert und der letzte geschilderte Gang wird noch einmal wiederholt.

Wichtig: Die Zeiten für die einzelnen Massageabschnitte sollten so etwa zehn Sekunden dauern. Zum Abschluss der Massage sollten die sechs Energiepunkte am Innen- und Außenfuß bis zu einer Minute gehalten werden.

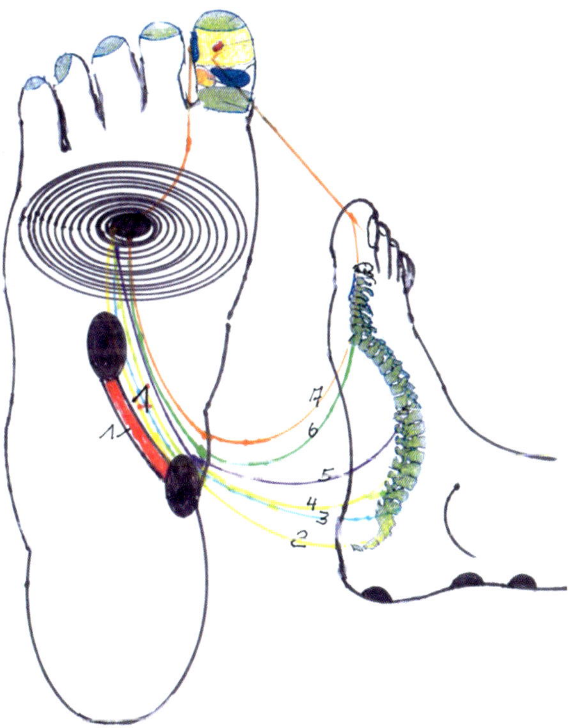

## Schulterbeschwerden mit Schwellung

Ein Ehepaar besuchte mich. Die Frau war selbstständige Ärztin mit eigener Praxis. Ihr Ehemann hatte an der rechten Schulter und Halsseite eine große, schmerzhafte Verdickung.

Sie berichtete, sie habe ihren Mann immer wieder untersucht und behandelt, konnte aber an der Erkrankung nichts verändern. Selbst Antibiotika hätten nicht geholfen. Zwei ihrer Kollegen wären bei der Sache ebenso hilflos gewesen wie sie selbst. Sie hätten ihr die Einweisung in die Universitätsklinik vorgeschlagen, was sie aber ablehnte. Danach kamen sie beide zu mir, um es mit der Reflexzonenmassage zu versuchen.

Ich machte eine ganz normale Anwendung mit einer intensiven Massage der beiden großen Zehen, bei der die Schmerzen im Schulter- und Halsbereich zurückgingen, worüber mein Patient sich freute.

Nach einer Woche kam das Ehepaar wieder. Der Mann erzählte: „Nach der Behandlung war ich fast schmerzfrei. In der Nacht schlief ich sehr gut, hatte aber nach dem Erwachen so starke Schmerzen wie noch niemals zuvor. In der darauffolgenden Nacht schlief ich wieder sehr fest und tief, und als ich erwachte, waren der Schmerz und die Schwellung am Hals nicht mehr vorhanden."

Darauf fragte mich die Frau: „Was haben Sie bei meinem Mann gemacht?"

Ich antwortete: „Ich habe ihrem Mann die Ursache für seine Beschwerden anmassiert."

Darauf die Frau: „Wir haben diese über Wochen gesucht und nicht gefunden. Woher wussten Sie die Ursache, und was war sie?"

Ich: „Ich erkannte die Ursache nicht, und ich weiß auch nicht, wo und was diese war."

Darauf sie: „Wie können Sie eine Ursache behandeln, wenn sie diese nicht erkennen und nicht wissen, was und wo sie ist?"

Danach erklärte ich dem Ehepaar, dass die Fußreflexzonenmassage eine Ganzheitstherapie sei, die über die Nervenenden in den Füßen arbeite und in allen Organen und Geweben die Durchblutung anrege – und dass das eine im Körper ohne das andere nicht denkbar sei und nur eine gute Durchblutung in unserem Körper unsere Gesundheit erhalten könne. Da ich meinem „Patienten" eine Ganzkörperbehandlung über die Nervenenden in den Füßen gab, habe ich bei ihm, irgendwo und unbewusst, die Durchblutung im Ursachenbereich angeregt, sodass diese sich auflöste.

Darum muss ich Ursachen nicht unbedingt erkennen. Die Massage kann nur als Ganzheitstherapie hilfreich sein.

## Parkinson

Ein Mann kam zur Behandlung mit dem Verdacht auf eine Parkinson-Erkrankung. Er sagte, beim Gehen klatsche immer wieder unkontrollierbar der rechte Fuß auf den Boden auf. Darauf diagnostizierte der behandelnde Arzt eine beginnende Parkinson-Erkrankung.

Nach mehreren Massagen, bei denen sich am Zustand des Fußes nichts veränderte, tastete ich den Wirbelsäulenreflex am Fuß ganz intensiv ab, um im Bereich des Lendenwirbelreflexes, im vierten und fünften Wirbelreflex, eine kleine Verdickung zu finden.

Nach intensiver Massage der Stellen im Lendenwirbelreflex am Fuß und den zurückgehenden Verdickungen im Reflexbereich wurde die unkontrollierbare Bewegung des Fußes weniger, um sich nach weiteren Massagen ganz zu verlieren. Der ihn behandelnde Arzt konnte sich diese Veränderung nicht erklären.

Ähnliches erlebte ich mit einer Malerin aus München. Sie hatte ein ständiges Zittern in ihren Armen. Ihr Mann, er war Heilpraktiker, und ein mit den beiden befreundeter Professor behandelte diese Frau schon mehrere Jahre mit Medikamenten auf Parkinson. Dann schickte ihr Mann sie nach Bad Münster am Stein zu einer Kur. Dort erfuhr sie von mir und der Reflexzonenmassage. Die Methode war ihr unbekannt, und was sie hörte, machte sie neugierig.

Sie kam zu mir und erzählte mir Folgendes: Sie sei Malerin, habe seit ein paar Jahren ein starkes Zittern in beiden Armen, das sie als Malerin bei ihrer Arbeit sehr störe. Dieses Zittern hätten der Professor und ihr Mann, der Heilpraktiker sei, als Parkinson diagnostiziert. Sie nehme entsprechende starke Medikamente und sei zurzeit zur Kur. „Da ich von Ihnen erfahren habe, möchte ich auch Ihre Massage probieren", sagte sie.

Ich massierte die Frau. Was mir bei der ersten Massage auffiel, waren starken Verknotungen im Reflexbereich der Halswirbel, die ich bei den ersten Behandlungen, jedoch mit weniger Erfolg, stärker anmassierte. Nach der dritten oder vierten Behandlung entschloss ich mich, auch weil ich an ihrer Erkrankung zweifelte, sie zu einem Chiropraktiker zu schicken.

Ich telefonierte mit einem praktizierenden Arzt und Chiropraktiker, der mir bekannt war. Sie konnte sofort zur Behandlung kommen.

Nach seiner ersten Behandlung war das Zittern fast völlig beseitigt. Die Frau konnte es nicht glauben. Die Ungleichmäßigkeiten im Halswirbelbereich waren bis auf ein paar kleine Verknotungen fast verschwunden. Und die bauten sich bei den nachfolgenden chiropraktischen Behandlungen und Fußreflexzonenmassagen ab.

Diese Frau konnte es nicht fassen, dass sie mehrere Jahre mit falschen starken Medikamenten behandelt worden war. Sie sagte wörtlich: „Wenn ich nach Hause komme, wie sage ich meinem Mann und dem Professor, dass Sie sich geirrt haben und ein Laie die Ursache gefunden hat?"

Bei Parkinson spricht man von dem Zellenabbau der Schwarzen Masse im Gehirn.

Die Auswirkungen dieser Erkrankung sind sehr vielseitig. Mit den Reflexzonenmassagen kann man das Fortschreiten der Erkrankung verzögern, was für die betroffene Person erleichternd ist.

Die Massage wird seitlich an der Nagelwurzel der großen Zehe, zum Innenfuß hin, und anschließend über den ganzen Zehennagel der großen Zehe kreisend ausgeführt.

*Ein weiteres Beispiel:*
Ein älteres Ehepaar kam zu mir, die Ehefrau litt an Parkinson. Sie ging mit sehr kleinen Schritten. Sie litt besonders unter starkem Zittern ihrer Hände und Unterarme. Sie war nicht mehr in der Lage, eine Tasse zu halten oder den Löffel zum Mund zu führen. Der Ehemann musste sie füttern und pflegen. Nach sechs bis acht Reflexzonenbehandlungen ging das Zittern der Hände so weit zurück, dass die Ehefrau wieder alleine essen konnte. Sie bekam wöchentlich eine Behandlung von mir und konnte wieder besser gehen. Ich behandelte sie über drei Jahre, wobei sich ihr Zustand nicht verschlechterte.

Ihr Ehemann, der unterdessen zweiundachtzig Jahre alt geworden war, traute sich im Spätherbst nicht mehr, mit dem Auto den weiten Weg zu mir zu fahren. Als ich ihn nach mehreren Monaten einmal traf, sagte er: „Nach etwa sechs Wochen befand sich meine Frau wieder in dem Zustand, in dem sie war, bevor wir zu Ihnen kamen."

Man kann also Parkinson mit diesen Massagen höchstens etwas aufhalten. Bei einer zweiten Person, einem älteren Mann, hatte die gleiche Behandlung keinerlei positive Veränderung erbracht.

Bei einer weiteren Person, einer Frau, war die Behandlung erfolgreich. Das Zittern verschwand, sie konnte sich wieder besser bewegen und der sie behandelnde Arzt in einer Parkinsonklinik sagte zu ihr: „Wenn ich Sie heute mit Ihrem ersten Besuch bei mir vergleiche, würde ich nicht sagen, dass Sie an Parkinson leiden."

Wegen der geringen Chancen einer positiven Veränderung dieser Erkrankung sollte man doch immer wieder den Mut zu einer Behandlung aufbringen.

Die Behandlung selbst ist unkompliziert. Seitlich am Zehennagel der großen Zehe, zum Innenfuß hin, massiert man den Reflexbereich an der Nagelwurzel für etwa dreißig Sekunden. Dann behandelt man den Zehennagel der großen Zehe ebenfalls so lange – am rechten danach am linken Fuß. Das wiederholt man bei jeder Behandlung mindestens zweimal. Die Behandlung betrifft die Reflexbereiche der Milz und die der Leber an den großen Zehen.

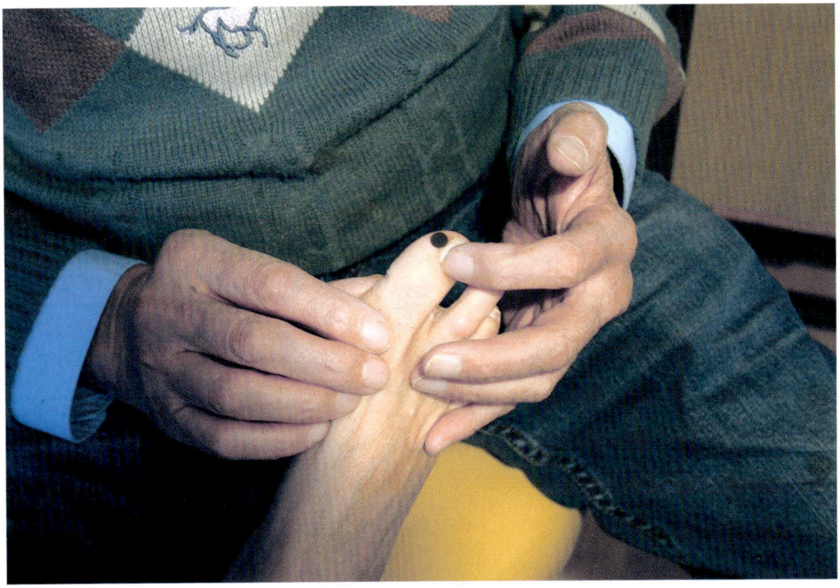

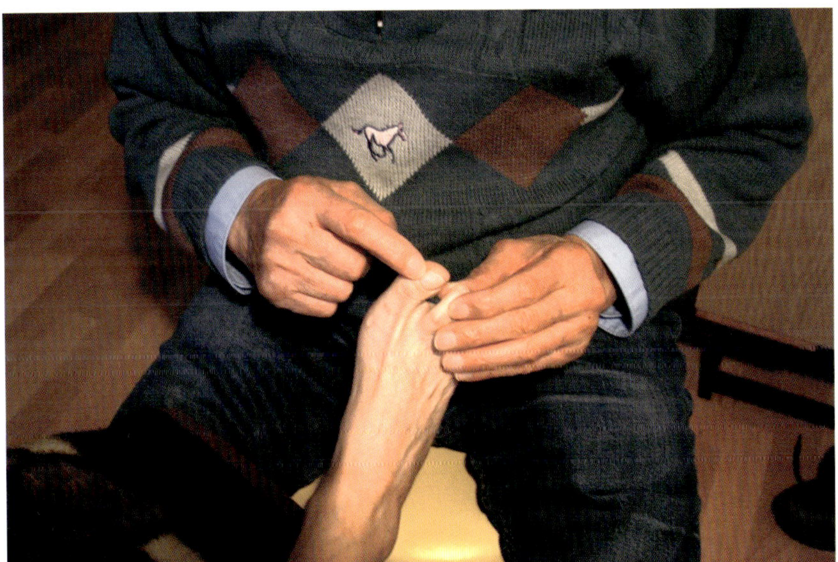

So wird die „Parkinson"-Massage an den großen Zehen durchgeführt.

## Halswirbelverschiebung mit Schmerzen im Fuß

Etwas anderes geschah mit einer Frau, die beim Gehen Schmerzen in ihrem rechten Fuß hatte. Sie konnte kaum laufen. Ihr Hausarzt stellte eine Durchblutungsstörung fest. Hierfür bekam sie die entsprechenden Medikamente zum Einnehmen und Einreiben. So wurde sie eine Weile behandelt. Da sich ihre Schmerzen nicht veränderten, überwies ihr Hausarzt sie zu einem Orthopäden. Dieser verordnete ihr Einlagen, die das Fußgewölbe stützen sollten. Sie sagte, dass sie mit diesen noch schlechter gehen konnte und diese aus ihren Schuhen wieder entfernt hatte..

Der Orthopäde vermutete dann einen im Fuß eingeklemmten Nerv. Er überwies sie zum Neurologen. Letztlich kam sie dann zur Fußreflexzonenmassage zu mir.

Beim Abtasten des Fußes massierte ich den Reflexbereich der Augen. In ihm verspürte sie den gleichen Schmerz, wie er beim Gehen in Erscheinung trat. Ich fragte, was mit ihren Augen los sei. Sie sagte: „Ich habe das Gefühl, in den letzten Monaten schlechter zu sehen." Ich empfahl ihr dringend, einen Augenarzt aufzusuchen, was sie mir auch versprach. Danach massierte ich den Reflexbereich der Wirbelsäule.

Als ich den Bereich der Halswirbel erreichte, spürte sie den gleichen Schmerz im vorderen Fußbereich wie beim Gehen.

Beim Abtasten der Halswirbelreflexe fand ich die Schmerzpunkte am zweiten und dritten Halswirbel. Ich fragte, was mit ihrem Kiefer sei. Die Antwort war: „Ich war schon bei meinem Zahnarzt wegen der Schmerzen im Kiefer, aber er fand die Ursache nicht."

Daraufhin empfahl ich ihr, einen Chiropraktiker aufzusuchen. Dieser untersuchte sie, um ihr danach ihre Halswirbel einzurenken. Sie erzählte: „Während der Arzt meine Halswirbel einrenkte, knirschte und knackte es, und im Bruchteil einer Sekunde hatte ich keine Schmerzen mehr im Fuß. In den letzten Tagen haben sich meine Augen verändert, ich sehe wieder besser, und der Schmerz im Kieferbereich ist ebenfalls verschwunden."

Die Ursache war die Verschiebung im Bereich des zweiten und dritten Halswirbels. Die Auswirkungen zeigten sich im Augen- und Zahnbereich, mit nachlassender Sehfähigkeit und Kieferbeschwerden. Der Hilferuf des Körpers waren die Schmerzen im entsprechenden Reflexbereich des Fußes gewesen. Die Ursache der Verschiebung im Halswirbelbereich hatte keiner der Ärzte vermutet.

Ähnliche Fälle hatte ich schon wiederholte Male.

## Schmerzen im Fuß, in Zehen und Knien

Bei einer älteren Dame war es ebenso. Sie hatte beim Gehen Schmerzen im vorderen Fußbereich, sodass sie alleine fast nicht mehr gehen konnte. Bei der Massage machte ich folgende Feststellung: „Der Schmerzpunkt liegt in der vierten Zehe. Diese ist der Galle zugeordnet." Auf die Frage, ob sie in der rechten Körperseite Schmerzen im Leib habe, antwortete sie mit einem klaren Nein. Der Schmerz im Fuß aber wies zu deutlich auf die Galle hin.

Nun füllte ich eine Flasche mit heißem Wasser und legte ihr diese in den Leber- und Gallenbereich auf den Leib und massierte sie ganz normal, nur den Gallenreflex massierte ich etwas intensiver. Nach der Massage konnte sie fast schmerzfrei gehen.

Ich empfahl ihr: „Wenn Sie wieder Schmerzen im Fuße spüren, legen Sie sich eine Wärmflasche in die Seite und beobachten Sie, ob der Schmerz zurückgeht."

Bei der nachfolgenden Behandlung erzählte sie: „Immer, wenn der Fuß schmerzt, lege ich mir ein Heizkissen auf den Leib, und der Schmerz im Fuß geht sofort zurück. Danach kann ich wieder richtig gehen."

Nach diesem Gespräch empfahl ich ihr, mit ihrem Hausarzt zu sprechen, was sie auch tat. Der Hausarzt fragte nach Schmerzen in der rechten Seite, die sie verneinte. Die Antwort des Mediziners lautete: „Dann haben Sie auch nichts an der Galle." Die Frau hielt dagegen: „Aber der Masseur sagte doch, es sei die Galle, und wenn die Schmerzen im Fuß auftreten und ich das Heizkissen an der Seite auflege, gehen diese zurück." Jetzt forderte der Arzt: „Dann legen Sie sich einmal hier auf die Liege." Er drückte ihr in den Gallenbereich, im gleichen Moment schrie sie, von einem starken Schmerz betroffen, auf, sodass der Arzt meinte, da müsse doch etwas sein. Er habe aber noch niemals gehört, dass die Galle bis in die Füße hin ausstrahlen würde.

Er untersuchte sie daraufhin mit Ultraschall und stellte mehrere Gallensteine fest.

Danach verschrieb er ihr zwei Medikamente. Durch diese war sie in den Füßen schmerzfrei und konnte wieder laufen.

Der Arzt hatte die Ursache nicht im Gallenbereich vermutet.

Einen fast genauso verlaufenden Fall hatte ich bei einer ebenfalls älteren Dame mit Magenproblemen erlebt.

Der Schmerz, den sie empfand, zeigte sich hauptsächlich im Zehenbereich der zweiten Zehe. Ihr Arzt sprach von Rheuma. Einreibungen und Schmerzmittel änderten an diesem Zustand nichts, und so kam sie zu mir. Bei der Massage spürte ich im Reflexbereich des Magens eine leichte Verhärtung. Beim nachfolgenden Abtasten des Knies spürte die Frau einen leichten Schmerz an dessen Außenseite, der dem Magen zuzuordnen ist.

Nach mehreren Massagen, der Rücksprache mit dem Arzt sowie den entsprechenden Medikamenten gingen die Schmerzen im Zehenbereich, im Knie und die leichten Magenbeschwerden rasch zurück. Das wieder zeigte, wir sollten uns als Reflexzonenmasseure nicht davor scheuen, bei Notwendigkeit auf den Hausarzt hinzuweisen.

Ein anderer ähnlicher Fall, bei dem der Hausarzt der Reflexzonenmassage keinen Glauben schenken wollte, betraf ein Nierenleiden.

Eine ebenfalls ältere Dame wurde wegen starker Schmerzen in den Knien von ihrer Tochter zu mir gebracht. Das Laufen fiel ihr sehr schwer, sie musste geführt werden. Ihre Knie waren stark angeschwollen, und der Hausarzt hatte schon mehrmals den Kniegelenken Flüssigkeit entzogen. Die Schmerzen, die sie beim Gehen hatte, lagen auf dem Nierenmeridian, an der Innenseite des Knies, im Bereich des Nierenreflexes am Fuß und auf dem Meridian der Nieren um das Fußgelenk herum.

Mir war bewusst, dass diese Frau ein schweres Nierenproblem hatte, bei dem die Fußreflexzonenmassage nicht mehr ausreichend wäre. Ich sprach mit ihr, sie müsse zu einem Urologen, sie solle mit ihrem Hausarzt darüber sprechen, damit dieser sie dorthin überweisen würde.

Der Hausarzt aber war von dieser Feststellung nicht zu überzeugen. Er drückte ihr rechts und links am Körper in die Nierenbereiche. Als sie bei der Fragen nach Schmerzen verneinte, sagte der Mediziner: „Dann haben Sie auch nichts mit den Nieren, das ist Unsinn!“

Als die Frau von ihrer Tochter wieder zu mir gebracht wurde und mir das erzählte, sagte ich der Tochter, sie solle mit dem Arzt reden, damit er ihre Mutter doch zu einem Urologen überweisen möge.

Sie sprach mit dem Arzt, der sie dann zum Röntgen, aber

nicht zu einem Urologen überwies. Gleichzeitig sagte er: „Das, was die machen, das können wir auch.“ Danach untersuchte er die ältere Dame mit Ultraschall, wobei er sagte: „Das ist die rechte und das ist die linke Niere. Dort ist nichts zu sehen, da ist alles in Ordnung.“

Bei der nun nachfolgenden Röntgenuntersuchung zeigte sich auf der Aufnahme an einer Niere eine Zyste, gefüllt mit fast einem Liter Flüssigkeit. Der Röntgenarzt sprach sofort mit einem Urologen, sodass die Frau noch am gleichen Tag von diesem untersucht und behandelt werden konnte.

## Ekzeme und Warzen

Ich hatte eines Tages im Reflexbereich der Niere am rechten Fuß ein kleines Ekzem. Es juckte und störte mich ungemein. Einen Tag später kam ein zweites hinzu, etwas tiefer im Bereich des Harnleiters, und am dritten Tag das nächste im Bereich der Blase. Ich trank größere Mengen an Nieren- und Blasentee. Die Ekzeme aber gingen nicht zurück, so entschied ich mich, zu meinem Hausarzt zu gehen, mit der Bitte, meine Nieren zu untersuchen.

Er drückte mir darauf in die rechte Nierenseite und fragte, ob das wehtue, danach drückte er, mit der gleichen Frage, in die linke Nierenseite. Als ich verneinte, sagte er: „Dann haben Sie auch nichts an den Nieren!“

Darauf ich: „Doch, mit meinen Nieren stimmt etwas nicht, ich weiß nur nicht, was.“

Seine Frage: „Und woher nehmen Sie Ihr Wissen?“

Ich erklärte ihm, dass ich drei Ekzeme am Fuß hätte, die sich in den Reflexbereichen der Niere, des Harnleiters und der Blase befänden. Dann sagte er, er wolle diese sehen. Ich zeigte sie ihm. Er sagte: „Da gebe ich Ihnen eine Salbe, dann sind diese in drei Tagen verschwunden."

Darauf antwortete ich: „Der Notruf des Körpers, die Symptome, verschwinden, nicht aber die Ursache."

Er gab widerwillig nach: „Also, wenn es dann sein soll, machen wir es."

Er nahm eine umfassende Blutprobe und sagte, ich solle am nachfolgenden Morgen eine kleine Menge Urin bringen, den er zur Untersuchung brauche.

Drei Tage später fragte ich nach dem Untersuchungsergebnis. „Wie ich Ihnen gesagt habe, die Blutuntersuchung ist einwandfrei, sie könnte nicht besser sein. Das Ergebnis der Urinuntersuchung habe ich noch nicht, das kommt erst morgen früh", war seine Antwort.

Am nächsten Morgen rief er mich an: „Sie müssen dringend zu mir kommen, Sie haben einen hohen Bakterienbefall im Urin, der nur mit Antibiotika behandelt werden kann."

Ich sagte nur: „Das war es dann doch."

Er verschrieb mir ein Mittel, zehn Tabletten, von denen ich morgens und abends jeweils eine einnehmen sollte.

Am dritten Tag verschwand das erste Ekzem im Reflexbereich der Niere. Am vierten Tag verschwand das zweite aus dem Reflexbereich des Harnleiters. Am Morgen des fünften Tages war auch das Ekzem im Reflexbereich der Blase nicht mehr vorhanden.

Nach einer Wartezeit von drei Tagen ging ich wieder zu meinem Arzt und brachte den notwendigen Urin zur Untersuchung.

Ich sagte ihm, dass die Untersuchung nicht mehr notwendig sei, da die Ekzeme nicht mehr vorhanden seien. Das wollte er sehen. Ich zeigte ihm meinen Fuß, den er sich sehr genau ansah: „Sind diese Ekzeme wirklich von selbst abgeheilt, Sie haben keinerlei Bäder, Salbe oder Ähnliches benutzt?" Ich verneinte, etwas anderes getan zu haben, als die von ihm verordneten Tabletten einzunehmen. Ich bemerkte den Zweifel des Arztes.

Die Untersuchung ergab: keine Bakterien mehr im Urin vorhanden.

Auch das bestätigt wieder, dass sich die Ärzte im Allgemeinen zu sehr mit den Symptomen befassen, als nach den Ursachen zu suchen oder die Alternativerkenntnisse zu beachten.

Ein weiteres Beispiel haben ich mit Ekzeme und Warzen erlebt: Ein Mann kam zu mir wegen starker Kopfschmerzen. Ich behandelte ihn, wie ich es gewohnt war: Halswirbel, Kopfzone, Magen und Darm. Ich befragte ihn wegen seiner Verdauung und massierte ihn mehrmals ganz normal. Die Kopfschmerzen gingen nicht zurück. Nach der dritten oder vierten Massage zeigte ich ihm am Zeigefinger den Reflexbereich der Hypophyse und sagte ihm, dass sein Kopfschmerz höchstwahrscheinlich mit der Hypophyse in Verbindung gebracht werden könnte, da mir diese im Bereich der großen Zehe durch eine leichte Verhärtung auffiel.

Daraufhin erklärte er mir, dass er seit mehreren Monaten von diesen stärkeren Schmerzen belastet und in ärztlicher Behandlung gewesen sei. Da keine Verbesserung eingetreten war, habe ihn der behandelnde Arzt nach Mainz in die Universitätsklinik eingewiesen. Dort habe man ihn auch auf die Hypophyse hin untersucht und eine Veränderung derselben festgestellt. Er solle sich in einem halben Jahr zu einer weiteren Untersuchung wieder einfinden, um, wenn sich die Beschwerden nicht verändert hätten, an der Hypophyse operiert zu werden.

Ich zeigte ihm an der Hand den Reflexbereich der Hypophyse – seitlich der Fingerkuppe des Zeigefingers, in der Mulde zum Daumen hin. Zu meinem Erstaunen erklärte er, er habe dort eine stärkere Warze.

Ich sagte ihm, dass das ein Hilferuf des Körpers sei, dass in der Hypophyse eine Erkrankung vorliege. Das war an der linken Hand. An der rechten Hand zeigte sich in diesem Bereich nichts. Ich gab ihm den Rat, sich täglich mehrmals an der rechten Hand den Bereich der Hypophyse zu massieren, während ich ihm wöchentlich eine Fußreflexzonenmassage verabreichen würde und dabei diesen Reflexbereich intensiv behandeln könnte.

In dem darauffolgenden halben Jahr wurde die Warze immer kleiner, und eines Tages war sie nicht mehr vorhanden.

Ich prophezeite ihm, dass damit die Hypophyse wieder geheilt sei, was sich zeigte, als er zur Untersuchung nach Mainz in die Uniklinik ging.

Dieser Fall bewies mir wieder, dass Warzen und Ekzeme stets Hilferufe des Körpers sind, die wir in den Reflexzonen am Fuß unbedingt beachten sollten.

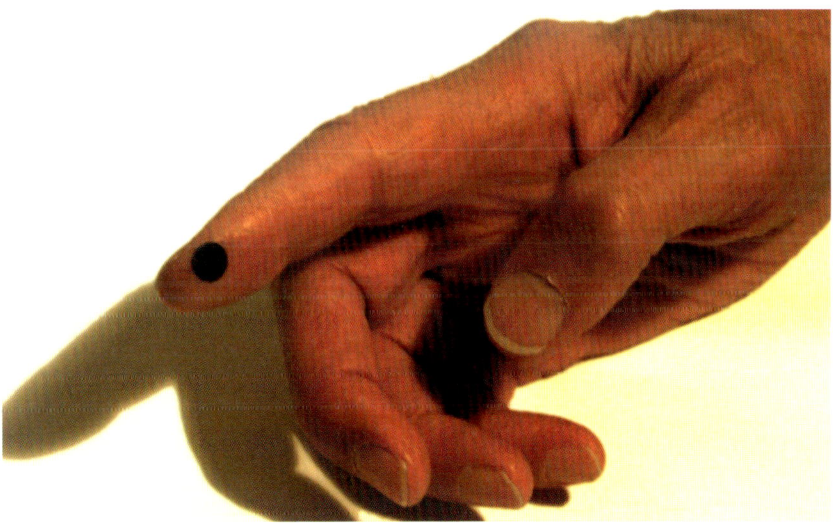

*Der Hypophysenpunkt befindet sich seitlich zum Daumen zu, in der spürbaren Mulde am ersten Fingerglied des Zeigefingers.*

## Schmerzen in der Hand

Ein anderer interessanter Fall, bei dem ein Arzt die Symtome behandelte, ist folgender:

Eine Frau kam zu mir, sie hatte Schmerzen in einer Hand. Ihr Arzt stellte die Diagnose: Gicht im Ringfinger. Der Ringfinger der rechten Hand war angeschwollen und sehr schmerzhaft. Das Arbeiten mit dieser Hand war, nach ihrer Aussage, mühsam und quälend.

Ich sah mir den Ringfinger an und erkannte, dass die Schmerzen und die Schwellung vom zweiten Fingergelenk ausgingen.

In den Ringfingern befinden sich Nerven, die mit den Beinen in Verbindung stehen, die unter anderem in den Beinen eine durchblutungsfördernde und krampflösende Wirkung haben.

Die Fingerkuppen und das erste Fingerglied beider Hände entsprechen den Füßen, das folgende Gelenk beider Finger den Fußgelenken. Das zweite Fingerglied des Ringfingers steht mit den Schien- und Wadenbeinen sowie den Wadenmuskeln in nervlicher Verbindung, das zweite Fingergelenk mit den Knien und damit auch mit den Nieren (Schwellungen und Wasseransammlungen in den Knien). Das dritte Fingerglied beider Hände entspricht den Oberschenkeln.

Beim Abtasten des schmerzenden Fingers empfand die Frau im zweiten Fingergelenk, welches dem Kniebereich entspricht, den stärkeren Schmerz. Von diesem Gelenk ging auch die Schwellung aus.

Als ich sie nach ihren Knien befragte, sagte sie: „Das eine Knie ist leicht geschwollen und schmerzt beim Gehen."

Da der Schmerz am Innenknie war, brachte ich diesen mit den Nieren in Verbindung, zumal ich bei der nun folgenden Massage eine Schmerzempfindlichkeit im Nierenreflex vorfand. Nach der dritten Massage, bei der sich ihr Zustand nicht verändert hatte, empfahl ich ihr, mit ihrem Arzt oder Apotheker wegen eines Nieren- und Blasentees zu sprechen und reichlich davon zu trinken. Sie sprach mit ihrem Arzt, der sie entsprechend untersuchte und ihr zu ihrem Tee noch ein Medikament verordnete.

Nach kurzer Zeit gingen die Schwellungen und Schmerzen im Knie zurück sowie, zu ihrem Erstaunen, auch der Schmerz und die Schwellung des Fingers.

Das zeigte mir wieder einmal, dass wir, um Ursachen erkennen zu können, die Grenze der Reflexzonenmassage akzeptieren und bei Notwendigkeit den Arzt hinzuziehen sollten.

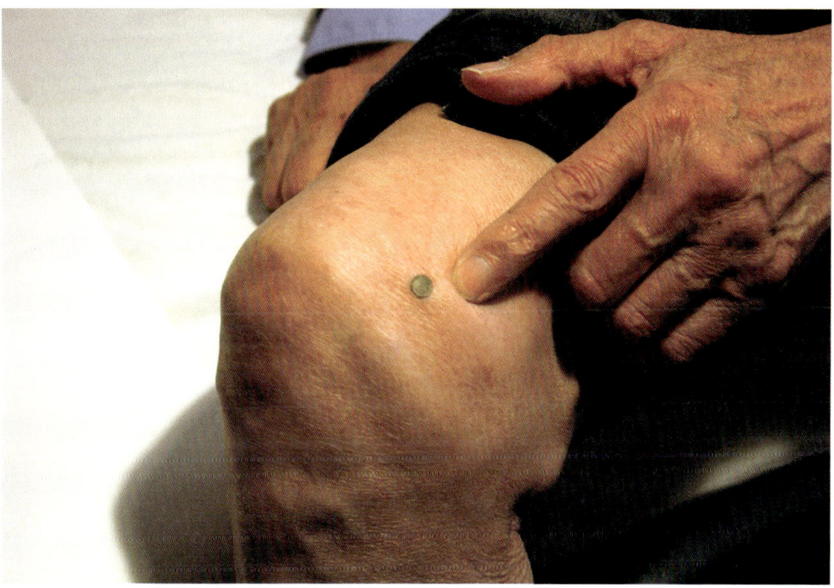

*Schmerzen und Schwellungen im abgebildeten Kniebereich, am rechten wie am linken Knie, sind immer wieder mit den Nieren in Verbindung zu bringen.*

## Nervöser Magen

Eine tolle Erfahrung machte ich bei einem jüngeren Mann. Er wurde, was viel zu wenig geschieht, von einem Arzt zu mir geschickt.

Er hatte Magen- und Darmbeschwerden, die zeitweise von Durchfällen, dann aber auch von sich wiederholenden Verstopfungen begleitet wurden. Die Diagnose des Arztes war: nervöser Magen.

Er solle zur Fußreflexzonenmassage gehen, vielleicht helfe ihm das.

Ich fragte den jungen Mann nach seinem Beruf. Er antwortete, er sei Schreiner und arbeite in der Werkstatt seines Onkels, der ihn mit Arbeit reichlich und mit dem Lohn mäßig bedachte, was ihn am Zahltag immer wieder grämte und sehr aufrege.

Ich massierte ihn und stellte im Reflexbereich des Solarplexus Verkrampfungen und kleine Knotenbildungen fest. Der Magen- und Darmbereich dagegen war, für mich und mein Gefühl, ohne Befund.

Ich fragte ihn, ob er viel Stress oder Sorgen habe, worauf er antwortete, dass er von morgens bis abends am Arbeitsplatz unter stärkerem Stress stehe.

Ich erklärte ihm: „Sie haben einen nervösen Magen. Das heißt, aller Stress und alle Aufregungen hinterlassen ihre Spuren im nervlichen Bereich des Solarplexus, des hinter der Magenwand sitzenden Nervenknotens. An Ihrem Magen ist nach meiner Feststellung alles in Ordnung. Sie müssen sich das folgendermaßen vorstellen: Der Solarplexus ist eine Drüse, die hinter dem Magen sitzt und alle Eindrücke, auch Erregungen, in sich aufnimmt, um diese dann zum Gehirn zu leiten. Der Verlauf der Nerven dieser Drüse liegt in der Magenwand und außen um die Magenwand herum. Durch Ihren nervlichen Dauerstress ist Ihr

Magen konstant durch die Nerven des Solarplexus, die um und durch die Magenwand gehen, belastet und reagiert, genau wie bei einer Reisekrankheit, mit Unwohlsein bis hin zum Erbrechen. Zudem würde ich Ihnen empfehlen, bei Ihrer Arbeit nach Möglichkeit eine Atemmaske zu tragen, denn der Holzstaub macht sich in Ihren Bronchien und Lungenreflexen bemerkbar, was ebenfalls zu Ihrem Zustand beiträgt. Sie sollten versuchen, die auf Sie zukommenden Belastungen etwas ruhiger und gefasster zu ertragen und manches von sich abprallen zu lassen."

Bei seinem nächsten Termin erzählte er mir: „Ich war bei meinem Arzt und habe ihm alles fast so erzählt, wie Sie es mir gesagt hatten."

Die Antwort des Mediziners war: „Das habe ich Ihnen doch auch gesagt, Sie haben einen nervösen Magen."

Das „Wieso" hat er ihm aber wieder nicht erklärt.

# Der Augeninnendruck

Auf der Achillessehne befinden sich drei Reflexbereiche, über die der Augeninnendruck regulierbar ist.

Der erste befindet sich auf der Stelle, an der die Achillessehne mit dem Fersenbein verwachsen ist. Dieser Punkt fühlt sich meist an, als drückte der Finger in eine Vertiefung. Die Reaktion ist direkt im Auge spürbar.

Der zweite Reflexbereich befindet sich in der Höhe des starken Fußgelenkknochens auf der Achillessehne. Er fühlt sich an, als wäre dort eine feine Rille. Die Reaktion des Reflexes zieht vom Auge spürbar zum Ohr hin.

Der dritte ist ebenfalls eine Rille. Diese liegt ungefähr zwei Zentimeter weiter zum Wadenmuskel hin. Die Reaktion dieses Reflexes zieht vom Auge spürbar zur Nase.

Alle drei Reflexbereiche üben auf das geschädigte Auge die gleiche Wirkung aus: Der zu hohe Innendruck des Auges verändert sich zum Normaldruck hin. Zu niedriger Augeninnendruck verändert sich ebenfalls zum Normaldruck hin.

*Ein Beispiel:*
Eine Frau, 40 Jahre alt, kommt zu mir und erzählt Folgendes: „Ich hatte als Dreijährige eine Staroperation an beiden Augen. Seit dieser Zeit gehe ich jedes halbe Jahr zum Augenarzt und lasse meine Augen nachkontrollieren. Jetzt war ich wieder dort und bat, er solle sich das rechte Auge genauer ansehen, denn ich hätte den Eindruck, in dem Auge bewege sich etwas Braunes. Er schaute sich das Auge sehr intensiv an und sagte danach, damit müsse ich mich abfinden, ich würde auf diesem Auge erblinden.

Weil ich das aber so nicht hinnehmen wollte, fuhr ich in die Frankfurter Augenklinik. Der dort ansässige Augenarzt hörte sich meine Geschichte geduldig an und erklärte mir, der Arzt müsse doch wissen, dass man heute in der Lage sei, im Auge selbst zu operieren. Die Schwierigkeit bei mir sei nur, dass mein Augendruck nur noch bei eins auf der Skala liege, wo doch ein Druck von neun bis zwanzig normal sei. Bei einem solch niedrigen Druck sei eine erfolgreiche Operation nicht möglich. Das Auge müsse darum bei diesem sehr schwachen Druck entfernt werden, denn wenn es schrumpfe, sei die Operation schwieriger als die Entfernung des Auges im jetzigen Zustand."

Und dann bat sie mich als Masseur: „Suchen Sie bei mir den Punkt, über den der Innendruck des Auges sich nach oben hin verändert."

Wo sollte ich suchen? Ich kannte zurzeit mehrere Reflexpunkte der Augen, aber ich wusste keinen, der explizit auf die Erhöhung des Augendruckes wirkte. Deshalb empfand ich das einzig Richtige, ihr den Solarplexus zu massieren und ihr beruhigend zuzureden.

So sprachen und massierten wir miteinander. Ihre Ferse lag auf der Handfläche meiner linken Hand, wobei ich ihr mit dem Daumen der rechten Hand den Solarplexus sanft massierte. Dabei bewegte sich der Fuß ganz leicht nach rechts und links. Wie lange wir so saßen, weiß ich heute nicht mehr. Auf ihre Frage, was genau ich da tue, antwortete ich, ich würde ihren Solarplexus massieren.

Sie sagte, sie bekomme ein anderes Gefühl in ihrem Auge, als würde es sich aufblähen.

Nun wurde ich wach. Sofort löste ich die Hand von der Ferse und massierte nur noch den Solarplexus. Das Gefühl des Aufblähens im erkrankten Auge ging sogleich zurück. Dann nahm ich die Ferse wieder in die Hand und bewegte nur den Fuß nach rechts und links und das Gefühl des Aufblähens des Auges war nach wenigen Sekunden wieder vorhanden.

So behandelte ich sie eine ganze Zeit, und das Gefühl wurde ständig stärker. Dann begann ich, an der Achillessehne zu suchen, indem ich langsam die Sehne zum Wadenmuskel hin abtastete, und ich fand auf der Höhe des starken Gelenkknochens eine leichte Rille. Dort reagierte das erkrankte Auge sofort wieder mit diesem leichten Druckgefühl, aber auch so, dass dieses Gefühl sich zum Ohr hin ausdehnte.

Ich massierte wieder eine Zeitlang, bevor ich an der Achillessehne weitersuchte. Ich fand am Ansatz des Wadenmuskels, etwa zwei bis zweieinhalb Zentimeter zum Wadenmuskel hin, eine dritte feine Rille, über die das erkrankte Auge reagierte. Aber auch dort empfand sie eine feine Nebenwirkung. Es war ein leichter Zug zur Nase hin. Einen weiteren Punkt fand ich nicht mehr.

Nach dieser Massage hatte sie das Gefühl, als sei ihr erkranktes Auge dick angeschwollen, während ich bedauerte, dass man jetzt den Augendruck nicht messen konnte. Sie aber sagte, dass sie am nächsten Morgen zum Augenoptiker gehe, um den Druck messen zu lassen. Nach diesem Besuch rief sie mich direkt freudig an:

„Der Optiker maß mehrmals den Druck, dann schüttelte er den Kopf und sagte, einen solch niedrigen Augendruck habe er noch nie gemessen. Er dachte zuerst, sein Gerät sei nicht in Ordnung, aber es funktionierte. Auf die Frage, wie hoch der Augendruck denn sei, antwortete der Optiker: ‚Der Druck liegt bei knapp vier Punkten.' – ‚Was?', rief ich ‚vier? Eine größere Freude können Sie mir gar nicht machen.' Darauf sagte er: ‚Wie können Sie sich über einen solch niedrigen Augendruck freuen?'

Ich erzählte ihm, was ich am vorhergehenden Tag in der Augenklinik und bei der Fußreflexzonenmassage erlebt hatte und dass man in der Augenklinik einen Augendruck von nur eins gemessen habe.

Daraufhin fragte er: ‚Wann gehen Sie wieder zu dieser Massage? Dann kommen Sie doch wieder zu mir, es würde mich interessieren, ob an dieser Massage wirklich etwas dran ist.'"

So kam die Frau im Zeitraum von vierzehn Tagen jeden zweiten Tag zu mir, um im Anschluss nach der Behandlung zu dem Optiker zu gehen und sich ihren Augendruck messen zu lassen. Er war zu unserer beider Freude und zum Erstaunen des Optikers nach jeder Massage etwas angestiegen.

Als sie zum Zeitpunkt der Operation in die Augenklinik nach Frankfurt ging, wunderte sich der behandelnde Arzt über einen fast normalen Augendruck von einer schwachen Neun und sagte: „Was haben Sie gemacht, wie haben Sie das fertiggebracht? Bei diesem Druck können wir operieren und das Auge erhalten."

Sie erzählte dem Arzt, was wir unter der Beobachtung durch jenen Optiker getan hatten. Darauf meinte der Arzt: „Ich habe noch niemals gehört, dass die Achillessehne in einer Verbindung zum Auge steht, geschweige denn, dass der Augeninnendruck über sie zu beeinflussen wäre."

Auch das zeigt wieder einmal, dass der Fuß eine Wissenschaft für sich ist, von der wir noch nicht alles wissen, und dass uns die einzelnen Zusammenhänge in unserem Körper längst noch nicht alle bekannt sind.

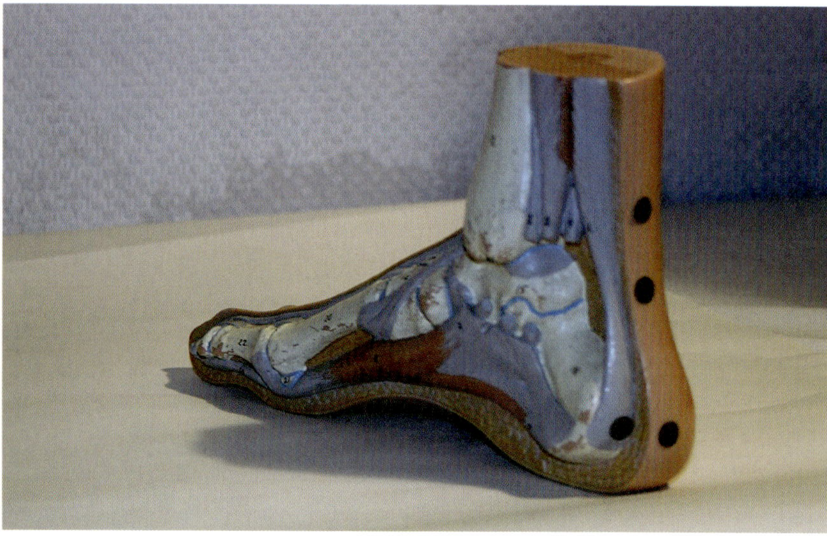

*Die Behandlung über Reflexpunkte an der Achillesferse wirken direkt auf die Augen.*

## Eine Spiralfraktur und ihre Heilung

Einer meiner Bekannten zog sich bei der Arbeit im Garten eine Spiralfraktur des linken Unterschenkels zu. Er drehte sich zu schnell um die eigene Achse, bei der der linke Fuß im weichen Erdreich stehen blieb, sodass sich das Schienbein kurz über dem Fußgelenk abdrehte. Er fiel nach hinten um, wobei er sich einen glatten Wadenbeinbruch zuzog. Die Knochensplitter des Schienbeins zerschnitten ihm den Wadenmuskel und die Adern. Im Krankenhaus wollte man ihm sofort den Unterschenkel amputieren, was er aber ablehnte.

Darauf brachte man ihn in die Unfallklinik nach Ludwigshafen. Auch dort wollte man sogleich den Unterschenkel amputieren, wogegen er sich erneut wehrte. Der maßgebende Oberarzt erklärte sein Einverständnis zur Operation und damit zum Versuch, das Bein zu erhalten. Er erklärte, dass sich der Erfolg der Operation erst nach sechs Wochen zeigen würde.

Die ersten drei Wochen nach der Operation wurde er in einer leichten Narkose gehalten. In dieser Zeit wurde er täglich von seiner Frau mit einer Fußreflexzonenmassage bedacht.

Nachdem er nach dieser Zeit das Bewusstsein wiedererlangt hatte, unterstützte er die Arbeit seiner Frau mehrmals täglich durch die Massage seiner Hände, insbesondere durch die Massage des Ringfingers, der in nervlicher Verbindung mit den Beinen steht.

Nach sechs Wochen zeigte die Arbeit an Händen und Füßen ihre ersten Erfolge. Die Versteifungen durch Schrauben und Stäbe an Bein und Fuß wurden entfernt und der Bruch hielt stand. Das Bein war gerettet. Nach weiteren vier Wochen wurde er von dem ihn behandelnden Oberarzt auf seine bevorstehende Entlassung aus der Klinik mit folgenden Worten vorbereitet: „Wir als Ärzte hatten sehr wenig Hoffnung für die Erhaltung Ihres Beines, aber die schwere Verletzung ist verheilt wie bei einem jungen Menschen und nicht wie bei einem Siebzigjährigen. Wir haben Ihre Tätigkeiten beobachtet, die Blutergüsse sind für unsere Vorstellungen sehr rasch zurückgegangen. Sie haben sich mit Ihren Behandlungen vier bis fünf Wochen Krankenhausaufenthalt erspart. Bisher konnten wir noch keinen Patienten mit einer solchen Fraktur nach zehn Wochen der Behandlungen entlassen. Die Mindestzeit waren fünfzehn bis sechzehn Wochen. Machen Sie unbedingt mit Ihrer Methode weiter.

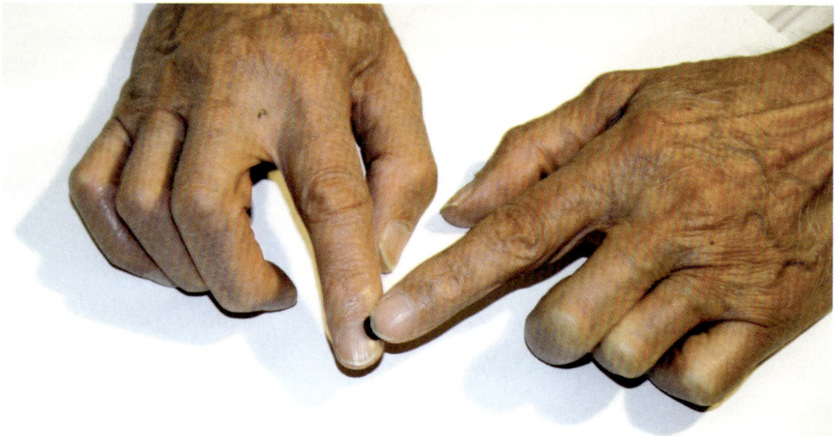

*An der Nagelwurzel des Zeigefingers liegt der Punkt, den es im Hinblick auf die Gürtelrose zu behandeln gilt.*

## Die Gürtelrose und ihre Behandlung

Über den Dickdarmmeridian in unseren Armen ist uns eine erfolgreiche Behandlung der Gürtelrose gegeben. Der Meridian beginnt an der Nagelwurzel des Zeigefingers und endet an der Unterkante des Nasenflügels. Der erste Punkt des Dickdarmmeridians liegt in der Biegung der unteren Nagelwurzel des Zeigefingers zur Daumenseite der Hand hin. Dort befindet sich der Punkt, an dem die Behandlung mit einem leichten Druck ausgeführt wird. Beim Aufsetzen des Fingers zum Massieren und dem leichten Drücken auf das Nagelbett des Zeigefingers spürt man eine winzige Verhärtung, wie ein kleines Sandkorn. Das fühlt sich für den Massierten leicht schmerzhaft an. Der Schmerz und der Juckreiz, den die Gürtelrose auslöst, geht während der Massage dieses Punktes nach wenigen Sekunden zurück. Bei der sich daran anschließenden normalen Fußreflexzonenmassage sollte dem Leberreflex, wie bei allen Hauterkrankungen, die notwendige Beachtung geschenkt werden.

*Ein Beispiel:*
Eine Frau kommt zu mir und klagt: „Mir geht es nicht gut, ich war schon beim Arzt wegen eines Ausschlages am Leib. Er geht um den ganzen Körper herum in der Höhe des Nabels. Der Arzt sagt, es sei die Gürtelrose. Er verschrieb mir ein Medikament zum Einnehmen. In acht Tagen sollte ich wieder zu ihm kommen. Ich habe mir das Medikament aus der Apotheke besorgt und die Beschreibung gelesen. Dabei habe ich erfahren, dass das Mittel Asthmaanfälle auslösen könne. Ich habe mit schwerem Asthma zu tun, sodass der Arzt schon bei leichten Erkältungen mit der Spritze zu mir ans Bett kommen musste, um meine Atemnot zu beseitigen. Ich konnte mich nicht mehr auf den Beinen halten. Können Sie mir nicht helfen?"

Einen solchen Fall hatte ich bisher noch nicht gehabt. Mir war auch nicht bekannt, was man bei einer solchen Erkrankung anmassieren müsste. Ich kannte nur die Hautpunkte unter den Gelenken der großen Zehen.

Dann jedoch kam mir der Gedanke: Für viele Erkrankungen sind die Ursachen im Dickdarm zu suchen.

Mit dieser Idee wollte ich versuchen, über den Dickdarmmeridian an die Ursache der Gürtelrose heranzukommen. Der Dickdarmmeridian hat seinen Anfang in der Nagelwurzel des Zeigefingers beider Hände zur Daumenseite hin. Als ich bei dem ersten Akupunkturpunkt am Zeigefinger mit der Massage begann, fragte die Frau überrascht, was ich machen würde, der Juckreiz am Leib gehe zurück. Darauf sagte ich zu ihr, sie solle sich beobachten und mir sagen, was weiter geschieht. Schon nach kurzer Zeit sagte sie: „Der Juckreiz und auch der Schmerz sind verschwunden." Ich massierte diesen Punkt in der Gesamtzeit von einer Minute, dann empfahl ich ihr, Sie solle sich diesen Reflex des Zeigefingers merken, damit sie sich selbst massieren könne, sobald der Schmerz oder Juckreiz sich wiederholen würde.

Nach drei Tagen kam diese Frau zur weiteren Behandlung zu mir. Sie sagte, es sei wunderbar, sie habe sich noch drei- oder viermal den Punkt massiert, und immer seien der Schmerz und der Juckreiz sofort zurückgegangen. Sie fragte, was sie machen solle, sie habe Ende der Woche einen Arzttermin und den Eindruck, dass die Pusteln zurückgingen. Meine Antwort war: „Sagen Sie Ihrem Arzt doch einfach, was Sie erlebt haben." Das tat sie dann auch.

Auf die Frage des Arztes, wie es ihr gehe, war ihre Antwort: „Schmerz und Juckreiz sind verschwunden."

Darauf die Antwort des Arztes: „Da hat das Medikament aber schnell gewirkt." Darauf die Frau: „Ich habe von diesen Tabletten noch keine eingenommen. Ich habe aber den Eindruck, dass die Pusteln schon zurückgehen."

Der Arzt wieder: „Sie müssen aber das Mittel einnehmen, damit sich die Abwehr im Körper aufbauen kann, oder haben Sie etwas anderes gemacht?"

Daraufhin hat sie dem Arzt von der Massage und ihrer Angst vor dem Asthma erzählt.

Er glaubte die Geschichte nicht so ganz und fragte: „Woher weiß der Masseur das? Ich will mir das Ganze ansehen, bitte machen Sie sich frei." Der Arzt untersuchte sie und meinte: „Es sieht wirklich aus, als gingen die Pusteln schon zurück, ich möchte Sie in einer Woche wieder sehen."

Ich machte nach dem Gespräch mit ihr eine normale Energiezonenmassage und die Massage am Zeigefinger. Die Frau nahm mehrere Termine bei ihrem Hausarzt zur Kontrolle wahr, und er konnte zu seinem Erstaunen nach der kurzen Zeit dieser Behandlung ihre Gesundung von der Gürtelrose ohne die Einnahme eines Medikamentes feststellen.

Im Laufe der Jahre konnte ich mehrmals diese Methode erfolgreich anwenden und auf diese Art die Erkrankung der Gürtelrose ohne Medikamente beseitigen.

Bei einer älteren Dame, die zwei oder drei Jahre mit der Gürtelrose zu tun hatte, dauerte die Behandlung etwa fünf Wochen, bis die Erkrankung abgeklungen war.

Die Windpocken bei Kindern haben ursächlich die gleichen Viren wie die Gürtelrose bei Erwachsenen.

Ich hatte drei Fälle von Windpockenerkrankung, bei denen ich die Mütter auf die Zusammenhänge beider Erkrankungen hingewiesen und ihnen erzählt habe, dass man mit einer leichten Massage der Nagelwurzel des Zeigefingers dem Kind vielleicht Erleichterung verschaffen könne. Es hat sich bei allen dreien bestätigt: Die Mütter sagten mir, dass darauf der Juckreiz zurückgegangen sei.

## Nasenoperation

In einem Kurs für Babymassage fragte mich eine Frau, warum ihre Übungspartnerin hinter den Zehen eine solch starke Verhornung habe. Ich schaute mir diese Verhornung an. Sie war unter der zweiten und dritten Zehe. Ich fragte die Betroffene, was mit ihrer Nase sei. Sie schaute mich überrascht an und sagte: „Wieso fragen Sie nach meiner Nase?“ Meine Antwort war: „Die Verhornung ist im Reflexbereich Ihrer Nase. Das bedeutet für mich, dass mit Ihrer Nase etwas nicht in Ordnung ist, sie ist durch etwas betroffen ... wie und was, kann ich nicht sagen, über den Fuß sind keine Diagnosen möglich, darum frage ich Sie.“

Sie sagte darauf: „Ich kann seit mehreren Jahren nicht durch die Nase atmen, ich bekomme einfach keine Luft. Meine Nasenscheidewand wurde schon zweimal erfolglos operiert. Ich atme nur durch den offenen Mund, die Nase ist einfach zu." Ich sagte ihr, sie solle jetzt ihre Nase beobachten, ich würde sie ihr anmassieren. Danach massierte ich ihr über den Bereich der großen Zehe den Nasenreflex an. Nach einer Zeit zwischen ein und zwei Minuten sagte sie, es habe etwas in ihrer Nase deutlich geknackt. Ich antwortete, dass ich auf eine Reaktion ihrer Nase gewartet hätte, sie solle sich weiter beobachten. Nach einer weiteren kurzen Zeit sagte sie zur Überraschung der Anwesenden: „Ich glaube es nicht, die Nase fühlt sich so anders an, weich und warm, und ich bekomme Luft. Ich glaube es nicht, die Nase geht auf, ich kann mit geschlossenem Mund richtig atmen!" Ich massierte sie noch eine kurze Weile, bis sie völlig frei durchatmen konnte.

Ich fragte mich nun, warum und wofür diese Frau, nach eigener Angabe, zweimal an der Nasenscheidewand operiert worden war.

Gegen 18:30 Uhr war dieser Kurs zu Ende. Als sich die Frauen verabschiedeten, fragte ich die betreffende Frau nach ihrer Nase und bekam zur Antwort: „Es ist genau wie am Mittag, ich bekomme Luft durch die Nase wie seit Jahren nicht mehr."

Als alle gegangen waren, fragte mich die Hebamme: „Weißt du auch, wer das war, die Frau mit der Nase?" Ich verneinte, und sie sagte lachend: „Diese Frau ist hier in unserer Stadt Hals-Nasen-Ohren-Ärztin."

Ich sprach etwa drei Monate später erneut mit dieser Ärztin, die auf meine Frage nach ihrer Nase antwortete: „Es ist immer noch so wie damals, ich kann durch die Nase atmen."

# Arteriosklerose

Bei Arteriosklerose spricht man von einer Verhärtung der Arterien, bedingt durch Ablagerungen an den Innenwänden, mit einem Elastizitätsverlust der Adern, was zu hohem Blutdruck führt und auch Diabetes auslösen kann.

*Ein Beispiel:*
Ich habe schon wiederholt Menschen zu einem Arztbesuch geraten, weil ich im Reflexbereich der Bauchspeicheldrüse am Fuß eine stärkere Verhärtung und Schwellung festgestellt hatte. Diese Leute kamen immer wieder nach dem Arztbesuch zurück, mit der Auskunft des Arztes, an der Bauchspeicheldrüse sei nichts feststellbar. Das Organ, das das für uns so wichtige Insulin produziert, sei in Ordnung.

Doch dann kam ein Mann nach einem Arztbesuch wieder zu mir, dem ich wegen einer besonders starken Schwellung des Bauchspeicheldrüsenreflexes zu diesem Besuch geraten hatte, und er erklärte mir Folgendes: „Der Arzt, der sich meinen Fuß ansah, sagte mir, in der Bauchspeicheldrüse sowie im Sehnerv befänden sich die feinsten Äderchen unseres Körpers. Bei einer Arteriosklerose, auch schon beim Beginn einer solchen, gingen diese durch die Ablagerungen wahrscheinlich als Erste zu. Auf die Langerhans'schen Inseln habe das keinen Einfluss. Es zeige sich aber wahrscheinlich im Reflexbereich der Bauchspeicheldrüse durch eine Verhärtung und Schwellung am Fuß immer wieder an."

Das bedeutet: Der Reflexbereich der Bauchspeicheldrüse zeigt uns durch Verhärtungen schon den frühen Beginn der Arteriosklerose an. Ich habe wiederholt erlebt, dass bei jungen Menschen diese Verhärtungen schon im Alter von zwei- und dreiundzwanzig Jahren – bedingt durch ihren stehenden Beruf

– im Reflexbereich der Bauchspeicheldrüse zu spüren waren, ohne dass diese belasteten oder schmerzten. Diese Verhärtungen können sich im späteren Alter, auch bei Demenzkranken, bis zu fingerdicken, beim Gehen schmerzhaften Schwellungen ausdehnen.

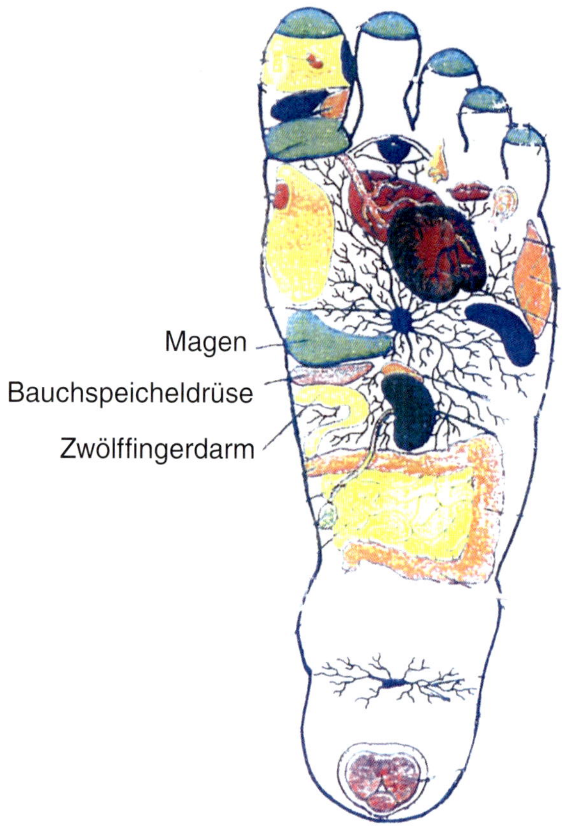

# Fersensporn

Es sind zwei Arten von Fersensporn bekannt. Sie werden als der obere und der untere Fersensporn bezeichnet. Der obere belastet die Ferse zum inneren Fersenbein hin – in den Fuß hinein. Der untere Fersensporn zeigt sich dort, wo die Achillessehne mit dem Fersenbein verwachsen ist, auf der flachen Stelle des Fersenbeines, auf dem sich auch der Reflexbereich der Keimdrüse befindet.

Wiederholt kamen Frauen zu mir, die über Schmerzen beim Gehen im Bereich der Ferse klagten. Sie sagten, dass der Arzt einen Fersensporn diagnostiziert habe. Beim Abtasten der Ferse konnte ich nur vereinzelt eine Verhärtung am Fersenbein feststellen, was einem Fersensporn entsprach.

Dort, wo keine Verhärtung zu fühlen war, befand sich der Schmerzpunkt immer im Reflexbereich der Keimdrüsen, die zu den Reflexbereichen Eierstock und Eileiter gehören. Wenn ich diesen Bereich massierte, dazu die Bereiche der Nieren und Blase an den kleinen Zehen sowie die Bereiche des Eierstockes und Eileiters, die auch über die kleinen Zehen erreichbar sind – und die ovarialen Bereiche an den Händen hinzunahm –, reagierten stets die Bereiche des Eierstockes und des Eileiters im Unterleib.

Dadurch wurde mir mit der Zeit bewusst, dass die Diagnose vom Fersensporn nicht immer stimmig ist, sondern mit dem weiblichen Unterleib in Verbindung gebracht werden sollte.

Von diesem Wissen ausgehend, habe ich einigen Frauen dazu geraten, ihren Gynäkologen aufzusuchen und mit ihm über das zu sprechen, was ich erfühlt habe. Das Ergebnis war, dass einzelne sich einer Operation unterziehen mussten, während andere mit Medikamenten behandelt wurden. Vereinzelt war aber auch nichts zu erkennen.

***Tipp***

Es gibt ein homöopathisches Mittel, das bei Fersensporn Linderung bringt und in Apotheken erhältlich ist: Hekla lava. (Information entnommen aus: Gesunde Medizin. Das Magazin für mehr Wohlbefinden, Nr. 7–2014)

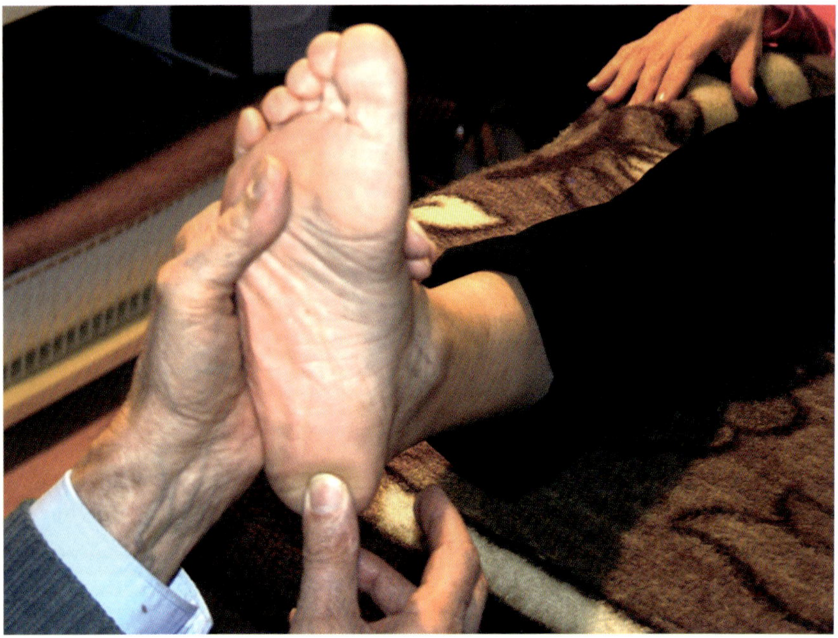

*Hier sehen Sie die Fingerhaltung beim Anmassieren des Fersensporns.*

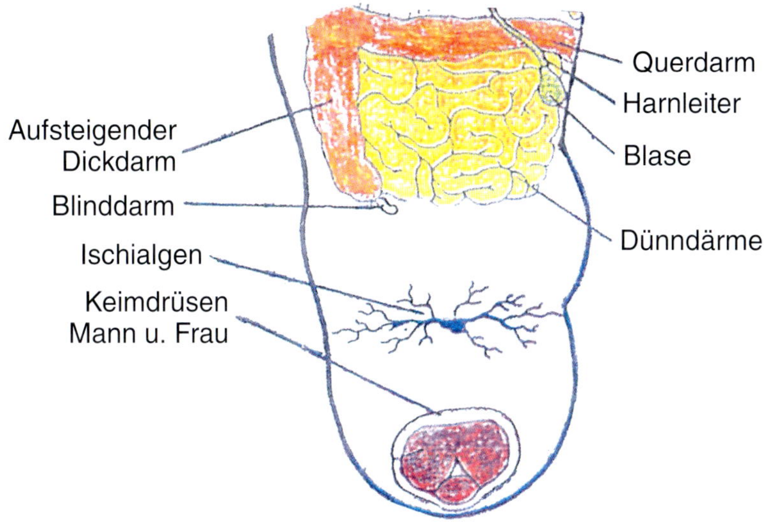
Querdarm
Harnleiter
Blase
Dünndärme
Aufsteigender Dickdarm
Blinddarm
Ischialgen
Keimdrüsen Mann u. Frau

# Halsschmerzen

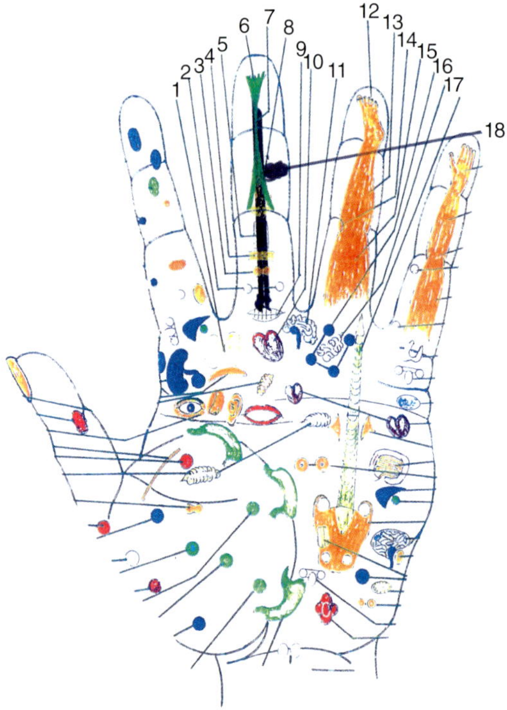


| | | | |
|---|---|---|---|
| 1 | Lunge | 10 | Zunge |
| 2 | Kieferhöhle | 11 | Gehirn |
| 3 | Nase | 12 | Fuß |
| 4 | obere Atemwege | 13 | Unterschenkel |
| 5 | Gaumen | 14 | Knie |
| 6 | Mageneingang | 15 | Oberschenkel |
| 7 | Schlund | 16 | Sonnengeflecht |
| 8 | Rachenraum | 17 | Milz |
| 9 | Zähne | 18 | Massage des Mittelfingers |

Unsere Vorfahren kannten die medizinische Versorgung, so wie wir sie heute erleben dürfen, nicht. Sie gingen zu ihren in Sachen Kräutern bewanderten Heilern, die für „jedes Wehwehchen ein Teechen“ bereit hatten.

So gibt es auch in der Reflexzonenmassage etliche kleine Tricks und Tipps, wie man alltäglichen Beschwerden zu Leibe rücken kann.

Bei Halsschmerzen hilft, fast immer, eine Massage des Mittelfingers auf der Handflächenseite an beiden Händen.

Wir massieren zirka zwei Minuten, mit leichtem Hautkontakt, mit zwei Fingern den Mittelfinger der rechten Hand, danach den Mittelfinger der linken Hand.

Nach weiteren zwei Minuten sollten die Halsschmerzen verschwunden oder stark zurückgegangen sein. Sollten die Schmerzen wiederkehren, wiederholt man das eben Geschilderte. Ich habe bisher noch nicht erlebt, dass eine solche Massage nicht geholfen hatte.

# Schnupfen

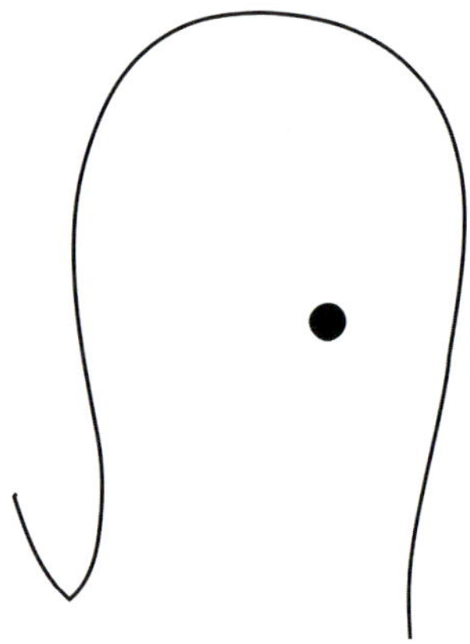

Ebenso hilfreich ist eine Massage von zwei bis drei Minuten an den beiden Daumen oder den beiden großen Zehen bei Schnupfen. Dieser baut sich sofort ab. Die Schwellungen der Nasenschleimhaut gehen zurück, die Nase wird frei und trocken, und das Atmen wird nicht mehr behindert.

Auch bei dieser Massage befinden sich gleichzeitig mehrere Reflexpunkte unter der Fingerkuppe. Es reagiert aber nur das erkrankte Gewebe, in diesem Falle, die Reflexe der Nasenschleimhaut. Sie liegt mit dem Augen-, Nasen-, Mund- und Ohrreflex auf einer Linie in der Höhe der Unterkante des Daumens beziehungsweise des Zehennagels der großen Zehe – aber auf der Handflächen- oder Fußsohlenseite, nicht auf dem Hand- oder Fußrücken.

Diese Massage ist auch hilfreich bei Heuschnupfen, sie lindert den Niesreiz sowie den Reiz in den Augen.

Auch hier ist als Abschluss der Leberreflex zu massieren. Er befindet sich seitlich am rechten Fuß (siehe Tafel Fußreflexe).

# Herpes

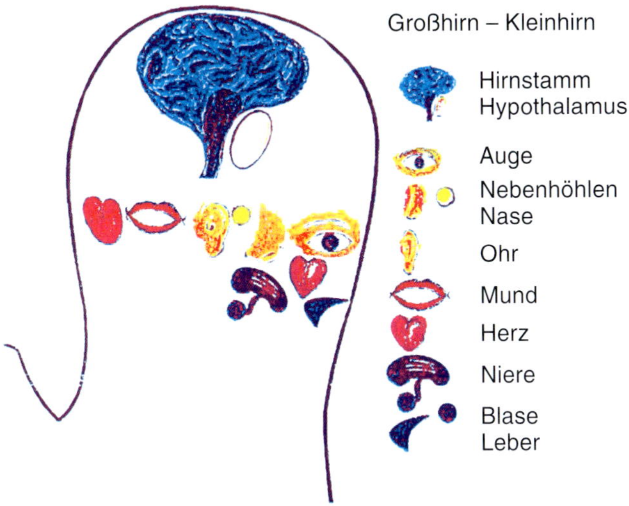


Mit der gleichen Massage behandelt man den Herpes an Mund und Nase sowie die schmerzhafte Bläschenbildung im Bereich des Mundes. Man sollte jedoch daran denken, dass Herpes auch eine Hauterkrankung ist, bei der man den Reflexbereich der Leber mit einbeziehen sollte. Bei Herpes massiert, verschwindet der Schmerz nach wenigen Sekunden, während sich die Erkrankung selbst in einem Zeitraum von nur sechs bis zwölf Stunden abbaut. In vielen Fällen wiederholt sich Herpes nach einer solchen Massage nicht mehr. Wenn er sich dennoch wiederholt, behandelt man ihn auf die gleiche Art, und er baut sich nach kurzer Zeit wieder selbsttätig ab.

Für alle Arten der Ohrenbeschwerden ist die geschilderte Herpes- und Schnupfenmassage ebenfalls anwendbar und hilfreich. Sollte aber die Massage keine Wirkung zeigen, ist auf einen Facharzt hinzuweisen.

# Nierenbeschwerden

Bei Nierenbeschwerden jeglicher Art unterstützt eine Massage des Daumens immer die Heilung.

Dazu massiert man den Reflexbereich von Herz, Leber und Nieren. Diese drei Reflexbereiche liegen seitlich in der großen Zehe, zur zweiten Zehe hin. Die Lage im Daumen ist die gleiche, also zur Handfläche hin. Das heißt, bei ausgestreckter Hand berührt der Reflexbereich den Zeigefinger. Die Impulse der Massage gehen zum Gehirn und danach zum Organ, zur Niere. Sie werden als wärmend und entspannend im Bereich der Nieren empfunden, wodurch die Schmerzen zurückgehen.

Diese Massage wirkt sich in keiner Weise nachteilig auf die von einem Arzt oder Heilpraktiker verordneten Medikamente aus, das Gegenteil ist der Fall, die Heilung wird gefördert.

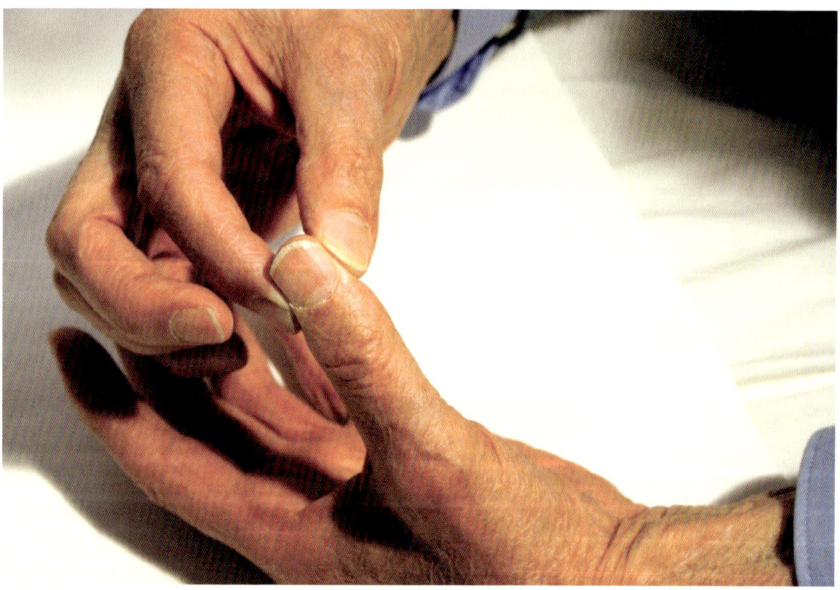

*Die Massage des Nierenpunktes mit dem Zeigefinger*

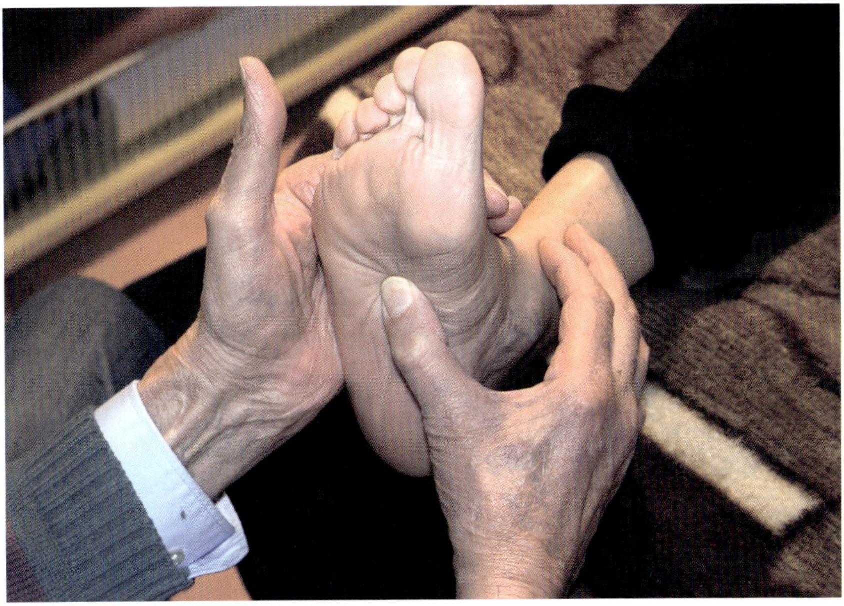

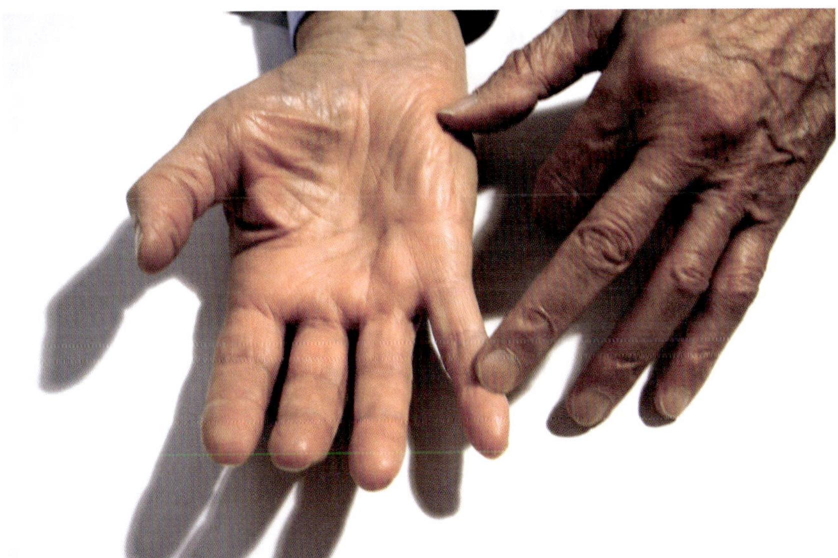

## Neurodermitis

Sie ist eine belastende Hauterkrankung, die sich über Jahre hinziehen kann und schwer heilbar ist. Ich hatte mehrere Menschen mit dieser Erkrankung, die durch die Reflexzonenmassage davon befreit wurden. Sie kann erblich, aber auch erworben sein und geht sehr oft mit Asthma einher. Bei Säuglingen und Kleinkindern zeigt sie sich auch in Form von Milchschorf. Sie tritt bei seelischen und nervlichen Dauerbelastungen und Stress auf. Wenn die Erkrankung bereits vorhanden ist, verschlimmert sie sich häufig durch die begleitenden Symptome, die für Betroffene sehr belastend sein können.

Bei Kindern breitet sich Neurodermitis meist über den gesamten Körper aus, während sie sich im Erwachsenenalter überwiegend in den Gelenkbeugen zeigt. Oft fehlt es solchen Menschen auch an den notwendigen Zuwendungen und Anerkennungen, besonders bei Jugendlichen seitens der Eltern, auch des Partners.

Die Massage wird über den ganzen Fuß ausgeführt. Dabei sind besonders der Leberreflex, der Reflex des Solarplexus – als Reflex des vegetativen Nervenbereichs – und die Reflexe der Hautpunkte rechts und links unter den ersten Zehengelenken der großen Zehen zu massieren. Dazu sollte man sich etwas mehr Zeit nehmen als bei einer normalen Massage.

Wenn Sie es als notwendig erachten und die Person es zulässt, sollten Sie sich mit Bedacht in ein Gespräch über die Probleme, Wünsche und Vorstellungen einlassen, damit sich das für den Betroffenen so notwendige Gefühl des Verstanden- und Angenommenwerdens einstellen kann, was zur Genesung von äußerster Wichtigkeit ist.

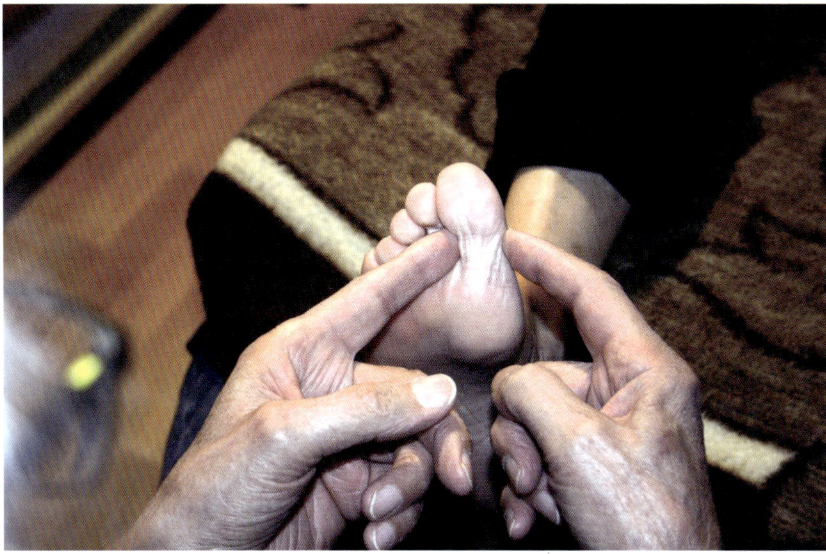

*Der Hauptpunkt zur Massage bei Neurodermitis befindet sich rechts und links unter dem Grundgelenk der großen Zehe.*

## Schulterschmerzen

Schulterschmerzen können sehr belastend sein, denn über die Schulter laufen sehr viele Bewegungen, die wir tagtäglich ausführen.

Es gibt an unseren Händen einen Reflexbereich der Schulter. Dieser liegt, zur Handwurzel hin, dem starken Daumenmuskel gegenüber. Er ist leicht zu finden, wenn man mit gestreckten Fingern eine Faust macht – dabei befindet sich der kleine Finger genau über der Stelle, die massiert werden muss. Über diesen Punkt ist der Schulterschmerz zu verringern oder gar wegzumassieren. Wenn man besagten Punkt an der Hand der schmerzenden Schulter massiert, empfindet man meist in dem entsprechenden Muskel eine leichte bis stärkere Verknotung. Diese Verknotung steht mit der Schulter in Verbindung.

Mit dieser Massage entspannt sich der Schulterbereich, der Schmerz geht zurück und die Schulter wird schmerzfrei beweglich.

Die Massage hilft nicht dauerhaft, der Schmerz wiederholt sich, doch für einige Stunden oder – am Morgen massiert – kann man den ganzen Tag mit Schmerzfreiheit in der Schulter rechnen. Die Schulter mit dieser Massage zu heilen, ist nicht möglich, aber die Massage kann jederzeit wiederholt werden, um sich Linderung zu verschaffen.

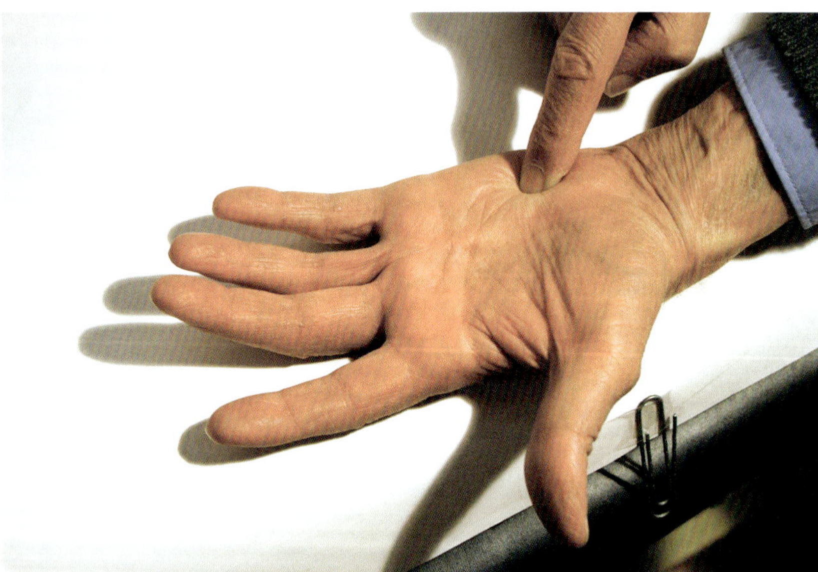

*Hier kann eine Massage ansetzen, die auf Beschwerden in der Schulter einwirkt.*

# Herzprobleme

An unseren Händen befindet sich, dem Handrücken zu und zwischen Zeigefinger und Mittelfinger, ein Reflexpunkt, der mit dem Herzen in Verbindung steht. Darüber sind Beschwerden des Herzens immer wieder positiv zu beeinflussen.

Druck im Herzbereich, Atemnot, stechender Schmerz in der Brust oder ein gleichmäßiger Schmerz in der Herzgegend sind mit einer Massage dieses Punktes so zu beeinflussen, dass sie zurückgehen.

Wird dieser Punkt bei einem Herzinfarkt massiert, kann er lebenserhaltend sein, bis der eintreffende Arzt die Behandlung der Person übernimmt.

Der Punkt zwischen den Fingern ist nur erreichbar, wenn die Hand zu einer lockeren Faust geformt wird. Der Massierende drückt nun mit leichten Bewegungen seines Mittelfingers in das Fingergelenk des „Patienten", etwas unterhalb des Handrückens. Der Massierte sollte jetzt einen leichten Schmerz, wie einen Stich, im Fingergelenk und zum Handrücken hin empfinden. Sind die Finger des Massierten gestreckt, erreicht man diesen Reflexbereich nicht.

Wenn dieser Punkt massiert wird, gehen die Beschwerden, gleich welcher Art, zurück. Das bedeutet nicht, dass damit auch die Erkrankung oder die Beschwerden beseitigt sind. Wenn sich diese oder ähnliche Beschwerden wiederholen, Ist die Person unbedingt zu einen Facharzt zu überweisen.

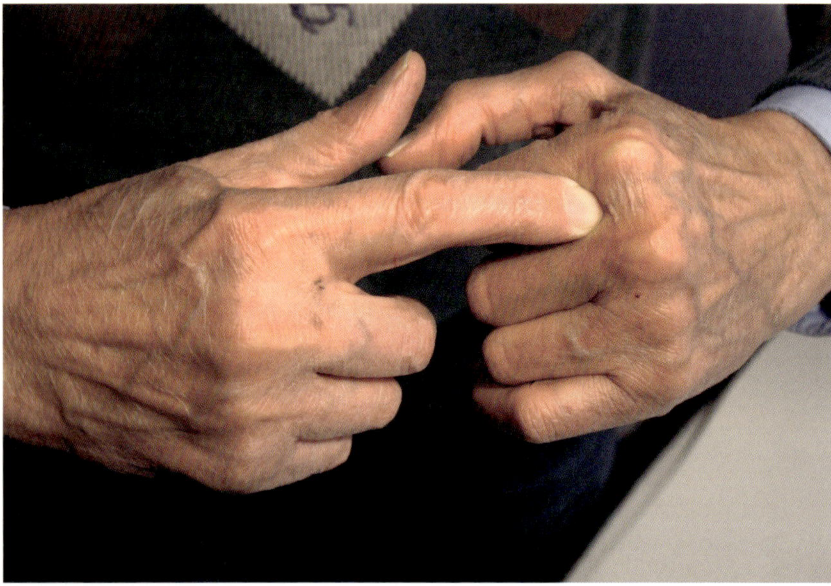

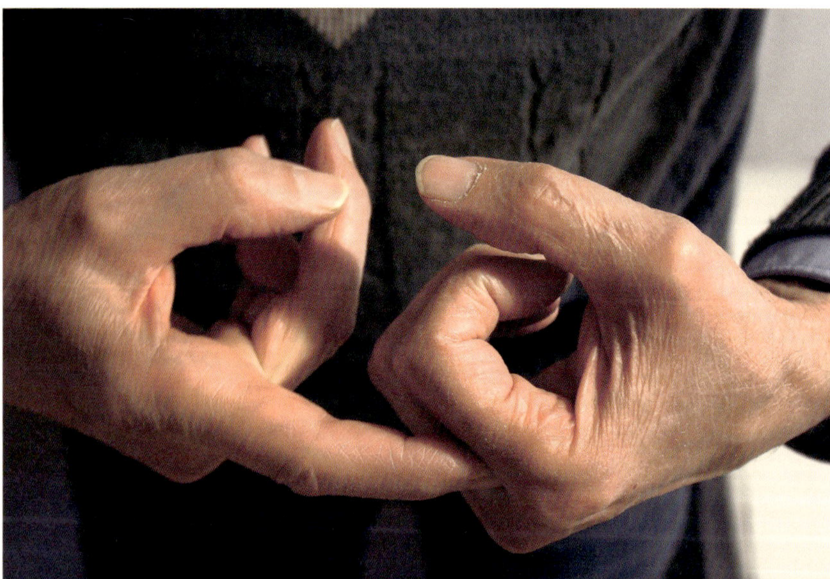

*Hier können Sie den Reflexpunkt sehen, der mit dem Herz in Verbindung steht.*

# Hoher Blutdruck und Krampf in den Beinen

Über unsere Hände sind auch ein hoher Blutdruck und ein Krampf in den Beinen beeinflussbar. Die Methode und deren Erfolge wurden über mehrere Jahre in einem Dialysezentrum von dem dort leitenden Arzt beobachtet und für gut befunden.

*Ein Beispiel:*
Ich massierte eine Frau, bei der ich eine Erkrankung im Nierenbereich feststellte. Bei jeder Massage lösten sich die Verkrampfungen in dem dazugehörenden Reflexbereich, um sich eine Woche später, an der gleichen Stelle im Fuß, wieder zu zeigen. Ich machte sie darauf aufmerksam und empfahl ihr, einen Facharzt aufzusuchen, was sie auch tat. Sie ging in die Praxis des leitenden Arztes des Dialysezentrums, wo sie von ihm untersucht wurde. Er stellte eine Veränderung in den Nieren fest, die mit Medikamenten behandelt werden musste. Am Ende der Untersuchung fragte er sie: „Wie ist das mit Ihrem Blutdruck?"

Sie antwortete, dass sie damit keine Probleme habe, denn wenn sie das Gefühl habe, dass er zu hoch sei, würde sie sich den Mittelfinger massieren. Er antwortete: „Und daran anschließend den kleinen Finger. Waren Sie auch in Niederhausen zur Fußreflexzonenmassage?" Sie bejahte. Darauf sagte der Mediziner: „Ich habe eine ganze Reihe Leute im Dialysezentrum, die auch dort waren und sich immer wieder an den Fingern massieren. Sie ersparen sich blutdrucksenkende und für ihre Beine krampflösende Medikamente, denn bei der Dialyse geht der Blutdruck in die Höhe und löst starke Krämpfe in den Beinen aus. Diese Selbstbehandlung hilft ihnen, sie benötigen dafür weniger Medikamente, aber ich kann mir nicht erklären, wieso diese Fingermassage hilft, man müsste es untersuchen, doch ich selbst habe nicht die Zeit dazu."

Stellt man mit einem Blutdruckmessgerät eine Erhöhung des Blutdrucks fest, massiert man ziehend fünf- bis sechsmal den Mittelfinger rechts und links des Fingers zur Fingerspitze zu, danach den gleichen Finger auf der Handflächen- und Handrückenseite ebenso. Jetzt massiert man auf die gleiche Weise den kleinen Finger derselben Hand. Anschließend behandelt man die andere Hand auf die gleiche Weise.

Danach wartet man etwa zehn bis fünfzehn Minuten bis zur zweiten Blutdruckmessung. Jetzt sollte der Blutdruck im Bereich des normalen oder fast normalen Blutdrucks sein.

*Ein weiteres Beispiel:*
Ein älteres Ehepaar erzählt mir, sie müssten täglich mehrere Tabletten gegen hohen Blutdruck einnehmen, ob man da nicht etwas machen könne? Ich gab ihnen den Rat, sich an beiden Händen den Mittelfinger und den kleinen Finger ziehend zu massieren. Nach zirka zehn Minuten sollten sie den Blutdruck nachmessen.

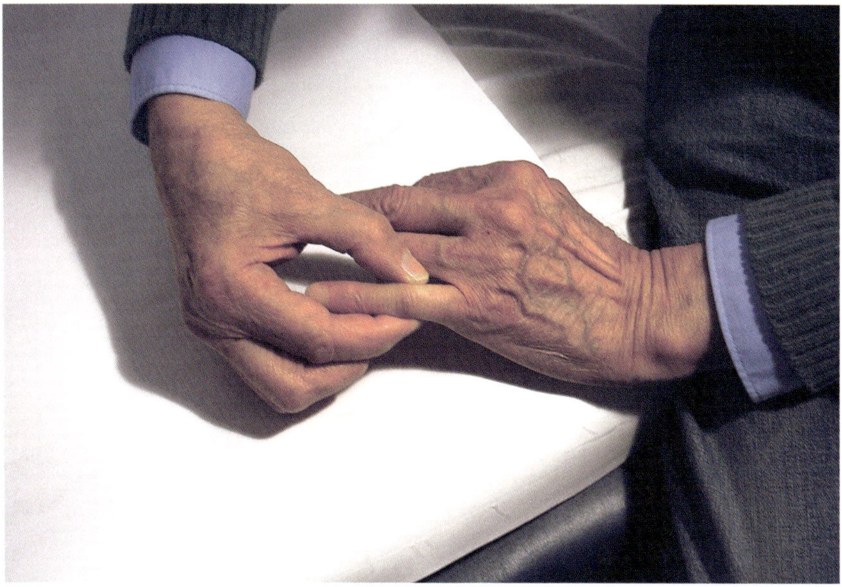

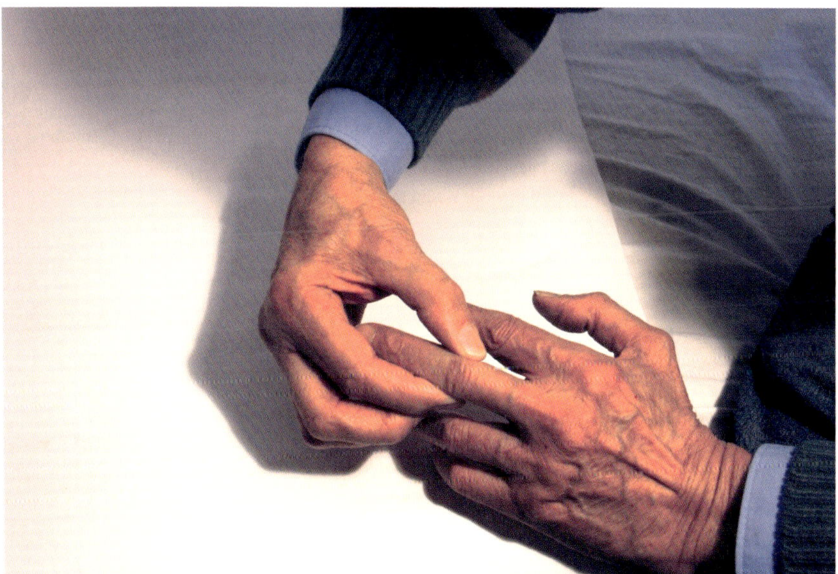

*Die ziehende Massage an Mittel- und kleinem Finger wirkt positiv auf den Blutdruck.*

Als sie nach vierzehn Tagen wieder zu mir kamen, erzählten sie: „Wenn wir jetzt morgens wach werden, massieren wir uns zuerst die Finger, dann warten wir eine Viertelstunde und messen unseren Blutdruck. Er ist dann immer normal. Danach stehen wir erst auf und haben fast den ganzen Tag unsere Ruhe, außer, wir regen uns über etwas auf. Dadurch benötigen wir nur noch wenige blutdrucksenkende Medikamente."

Unsere beiden Ringfinger stehen in enger nervlicher Verbindung mit unseren Beinen.

Die Technik der Massage gleicht der für hohen Blutdruck: ziehend! Über die Ringfinger massiert, löst sich sogleich jeglicher Krampf in den Beinen. Das hilft besonders bei schlafstörenden nächtlichen Krämpfen. Ebenso wirkt übrigens ein leichter Wollstrumpf, den Sie nachts im Bett tragen. Seine Wirkung ist die gleiche wie die einer Isolierung an einem Heizungsrohr: Er hält die Wärme in unseren Beinen und sorgt dadurch für eine bessere Durchblutung und eine gute Versorgung der Muskulatur mit Sauerstoff.

Jeder Krampf ist die Folge eines Sauerstoffmangels im Gewebe, sei es durch Überanstrengung oder durch eine Auskühlung des Gewebes und das damit verbundene Zusammenziehen der Muskulatur. Dabei werden die Adern so zusammengepresst, dass nur noch ein Minimum an Blut fließen kann und daher ein Sauerstoffmangel im Gewebe entsteht.

Wenn der Zustand des Krampfes eintritt, reiben sich mit großer Geschwindigkeit die Muskelfasern aneinander. Durch die Reibung wiederum entsteht eine leichte Wärme, bei der sich das Gewebe ausdehnen und das Blut wieder fließen kann. Dadurch werden die Muskeln wieder mit Sauerstoff versorgt, und der Krampf geht zurück. Der entstehende Schmerz ist mit einem leichten Wundwerden der Muskelfasern während des Krampfes zu erklären.

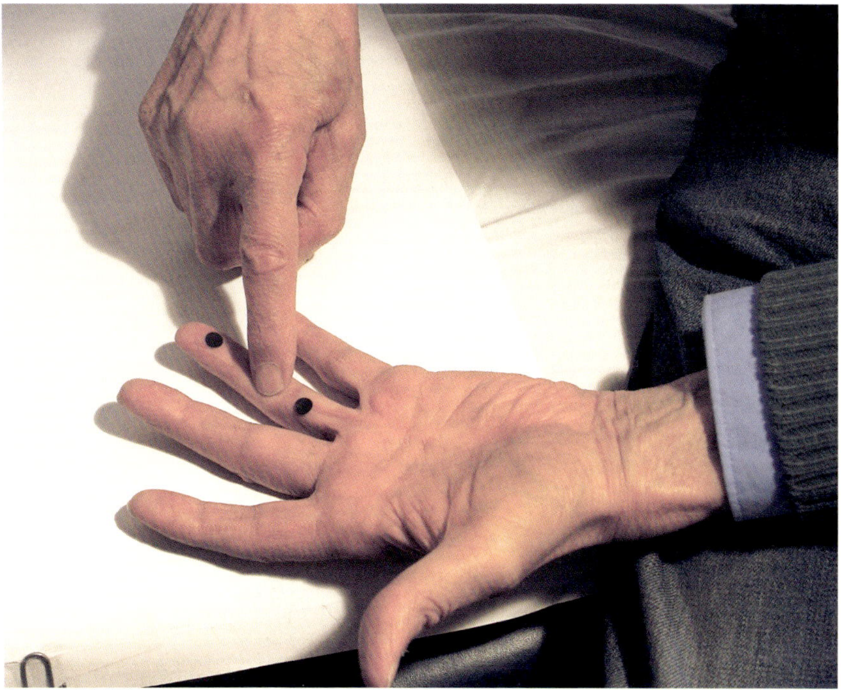

*Die Anregung der Sauerstoffzufuhr über die oberen Atemwege*

## Asthma

Es gibt verschiedene Arten und Ursachen zur Entstehung von Asthma. Es kann durch eine Grippe oder Erkältung entstehen, kann aber auch allergischer Art oder angeboren sein. Wir sprechen von einer Atemnot, die bei körperlicher Betätigung und häufig auch in der Nacht auftritt, mit spastischen Verengungen der Bronchien einhergeht und hauptsächlich mit Kortisonspray behandelt wird. Die Betroffenen sind mit einer Massage am ersten bis vierten Brustwirbel zu behandeln.

Dieses geschieht auf folgende Art:

Man setzt sich hinter die zu behandelnde Person und arbeitet mit den Fingerkuppen der rechten Hand. Man setzt mit einem leichten Kontakt den Ringfinger zwischen den ersten und zweiten Brustwirbel, den Mittelfinger zwischen den zweiten und dritten Brustwirbel und den Zeigefinger zwischen den dritten und vierten Brustwirbel. Jetzt bewegt man die ganze Hand mit kurzen, kreisenden Bewegungen im Millimeterbereich, aber so, dass die Finger nicht aus den Vertiefungen zwischen den Wirbeln herausgleiten können. Das geschieht so lange, bis die Person ein Gefühl des stärkeren Fließens von Schleim im Hals empfindet.

Durch diese Massage löst und verflüssigt sich der festsitzende Schleim in den Bronchien. Die so behandelte Person kann sofort leichter atmen, sie bekommt wieder Luft und die Angst, die die Atemnot begleitet, geht zurück.

Da diese Behandlungsmethode sehr einfach ist und in den ersten zwei Wochen eines akut auftretenden Asthmas täglich zwei bis drei Minuten durchgeführt werden sollte, empfehle ich immer, den Partner oder die Partnerin zur ersten oder

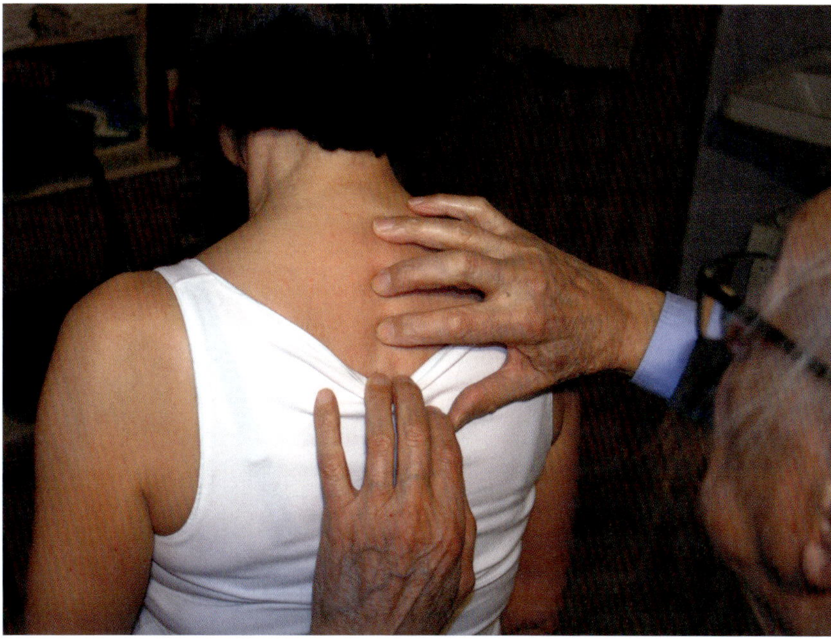

*Die Behandlung von Asthma geschieht im oberen Wirbelbereich.*

zweiten Behandlung mitzubringen, damit die Massagetechnik erlernt werden kann. Es ist ein sehr geringer Zeitaufwand, um der betroffenen Person ein leichteres Atmen zu ermöglichen. Danach reichen meist zwei solcher Behandlungen wöchentlich aus. Ich selbst behandle in einem solch Fall einmal in der Woche und lasse mir dann berichten, ob es bisher hilfreich war.

Meine Erfahrung. Die behandelten Personen benutzten, ohne eine Beeinflussung meinerseits, von sich aus das Asthmaspray immer weniger und kommen nach kurzer Zeit von diesem ganz frei. Eine Person berichtete: „Ich habe kein Spray mehr zu Hause. Ich hatte eine starke Erkältung, bei der ich im Bett liegen musste. Normalerweise bekam ich in einer solchen Situation eine Spritze, aber ich habe weder einen Arzt noch eine Spritze benötigt – und kein Spray. Ich bekam immer genügend Luft."

Nach einer Behandlungszeit von zehn bis zwölf Wochen kamen die Betroffenen meist schon ohne weitere Behandlung aus.

*Ein weiteres Beispiel:*
Eine Frau, vierzig Jahre alt, kam zu mir, durch Asthma sehr schwer belastet. Sie sagte: „Wenn ich zu Hause die Treppe hochgehe, komme ich nur bis zur ersten Stufe. Dann muss ich stehen bleiben, mich erholen und mehrmals durchatmen, damit ich weitergehen kann. Können Sie mir mit Ihrer Massage helfen?" Ich sagte, ich wolle es versuchen.

Nach diesem Gespräch machte ich eine Reflexzonenmassage. Im Anschluss setzte ich mich hinter sie und massierte sie im Bereich des ersten, zweiten und dritten Brustwirbels. Dort befinden sich die Nervenaustritte der Lunge. Dabei spürte sie ein starkes Fließen im Rachenbereich. Mit dieser Massage löste sich der festsitzende Schleim in den Bronchien, und sie konnte leichter atmen. Meine Empfehlung war nun: „Bringen Sie bei Ihrem nächsten Besuch Ihren Mann mit, sodass ich ihm zeigen kann, wie er Sie täglich zwei bis drei Minuten massieren sollte, damit diese Besserung bleibt."

Das taten sie und sie erzählten mir: „Seit wir diese Massage durchführen, benötige ich kein Spray mehr."

Nach kurzer Zeit konnte sich die Frau wieder ohne Atemnot frei bewegen und selbst Treppen steigen, ohne ständig stehen bleiben zu müssen.

## Schwäche der Stimme

Eine andere interessante Sache erlebte ich bei dieser Frau, die wegen Asthma zu mir kam. Sie hatte neben ihrem Asthma starke Schmerzen im Lendenwirbelbereich und im Becken, zudem sei ihre Stimme schwach, sodass ihr das Sprechen schwerfalle.

Ich massierte ihr den Wirbelsäulen- und den Beckenreflex, in dem sich auch der Reflex der Stimmbänder befindet. An der Hand zeigte ich ihr diese Reflexe und empfahl ihr, diese Bereiche mehrmals über Tag hin verteilt zu massieren.

Nach einer Woche sagte sie zu mir, seit sie ihre Hände so massiere, seien die Schmerzen im Becken zurückgegangen und ihre Stimme sei auch wieder gekommen.

## Kopfschmerzen, Migräne, Rückenbeschwerden

Bei Kopfschmerzen, die hin und wieder auftreten, hilft im Allgemeinen schon eine Massage der Daumen an beiden Händen. Die Massage wird ausgeführt mit einem leichten Druck auf der Fingerflächen- und Fingerrückenseite sowie den Außenseiten rechts und links des Daumens.

Die Ursachen von Kopfschmerzen, Migräne und Rückenbeschwerden sind nicht immer im organischen Bereich zu suchen. Oft sind Erdstrahlen „schuld“ an den Beschwerden. Erdstrahlen sind leicht feststellbar, nur wir wissen es nicht. Wenn zum Beispiel im Wohnzimmer eine bequeme Couch steht und daneben ein Sessel, streitet die Familie immer um den Platz auf dem Sessel, denn jeder will gerade dort sitzen. Auf die Couch gehen alle nur ungern. Warum? Die große Couch, auf der jeder einen Platz hätte, steht garantiert in einem Strahlenbereich, während der kleinere Sessel in einem strahlenfreien Feld steht. Darum hört man immer wieder: „In dem Sessel könnte ich stundenlang sitzen, aber auf der Couch fühle ich mich einfach nicht wohl!" So gibt es in fast jeder Wohnung sogenannte Lieblingsplätze. Es sind Plätze, auf die man sich immer wieder hinsetzt oder legt, weil man sich dort einfach wohlfühlt. Es sind die strahlenfreien Räume in unseren Wohnräumen, die wir unbewusst aufsuchen, während wir die verstrahlten Plätze unbewusst vermeiden wollen.

So geht es uns auch in unserem Schlafzimmer. Wir fühlen uns in unserem Bett nicht richtig wohl, können aber, wie in unseren anderen Räumen, diesem Gefühl nicht ausweichen. Irgendwann nachts wachen wir auf, weil unsere Beine oder Arme kribbeln – oder der ganze Körper–, und weil der Rücken schmerzt. Oder wir wachen am Morgen auf mit Kopf- und Glieder- oder Rückenschmerzen, wir fühlen uns unausgeschlafen und in keiner Weise erholt. Wir gehen zum Arzt und klagen ihm unser Leid. Wir bekommen Tabletten gegen alle Beschwerden, und es geht uns nach deren Einnahme einigermaßen. Aber damit ist die Ursache nicht beseitigt: die Strahlung, die aus der Erde kommt.

Es gibt eine einfache Möglichkeit, sich von solchen Beschwerden, die mit diesen Strahlungen in Verbindung zu bringen sind, zu befreien: die Verdrängung der Strahlung. Mit einer einfachen Aluminium-Küchenfolie, die auf dem Boden unter dem Bett ausgelegt wird. Sie wirkt wie eine Abschirmung an einem elektrischen Gerät. Sie nimmt die Strahlen nicht weg, sie verdrängt sie nur.

Da sich die Folie durch die Strahlung statisch auflädt, ist eine Ableitung dringend notwendig. Dazu wird ein Kupferdraht an einem Ende abisoliert und in die Folie eingerollt. Mit einer Wäscheklammer wird dann ein fester Kontakt mit der Folie hergestellt. Das andere Ende des Kupferdrahtes kann nun an einer

Wasserleitung oder einem Heizungsrohr angeschlossen oder auf eine andere Art geerdet werden, sodass die statischen Aufladungen ständig abfließen können. Ohne eine solche Ableitung oder Erdung hat das Auslegen der Folie keine strahlenabweisende Wirkung.

Wenn eine solche Abschirmung angebracht ist, beobachtet man sich wenigstens drei bis vier Wochen. In dieser Zeit sollte eine allgemeine Besserung des körperlichen Befindens festzustellen sein.

Danach sollte man sich über bessere Lösungen Gedanken machen. Es gibt Kupfermatten für Betten. Sie benötigen selbstverständlich den gleichen Erdanschluss wie die Folie.

*Ein Beispiel:*
Eine Frau kam mit ihrem achtjährigen Sohn zu mir. Er zuckte unkontrolliert mit dem Kopf, den Schultern und Armen, war nie ohne Kopfschmerzen und hatte jede Woche zumindest zwei bis drei Migräneanfälle, wodurch sein Schulbesuch sehr unregelmäßig war.

Er war zuerst in hausärztlicher, danach, seit mehr als einem Jahr, in neurologischer Behandlung, bekam die stärksten Medikamente und sollte, weil sich keine Besserung einstellte, stationär behandelt werden. Das wollte die Mutter jedoch vermeiden und kam darum mit ihrem Sohn zu mir. Ich massierte ihn und sprach mit ihm über sein Schlafverhalten. Er erzählte mir, dass er sehr schlecht schlafe, weil er im Bett immer so ein Kribbeln im ganzen Körper spüre. Die Mutter sagte, er sei „unser Frühaufsteher". Sobald es Tag werde, stehe er auf und mache sich im Haus zu schaffen oder er würde sich irgendwo anders hinlegen, weil er Kopfschmerzen habe.

Auf meine Frage, warum er aufstehe, sagte er, dass es ihn dann überall im Körper kribbele und er es im Bett nicht mehr aushalten könne.

Ich bot ihr an, mit der Wünschelrute vorbeizukommen, um den Bereich, in dem das Bett des Jungen stand, nach Erdstrahlen zu überprüfen. Ich bat sie zudem um die Anwesenheit ihres Ehemannes.

Wir vereinbarten einen Termin. Als ich dort ankam, stand der Ehemann bereits wartend vor dem Haus. Ich bat ihn, mitzukommen, was er aber ablehnte, weil er an diese Sache nicht glauben würde. Ich antwortete, dass ich ihn gerade deshalb gerne dabei hätte. Er folgte mir missmutig in das Zimmer des Jungen, in dem schon die Mutter bereitstand.

Mit der Rute in der Hand ging ich seitlich an dem Bett des Jungen vorbei. In der Höhe des Kopfendes schlug meine Rute aus. Ich ging zwei Schritte seitwärts wieder an dem Bett vorbei und wieder schlug die Rute aus. Ich sagte, dass ihr Sohn mit dem Kopf in dieser Strahlung liege. Darauf sagte der Mann: „Das habe ich gewusst." Ich sagte nichts dazu und ging durch das Zimmer von der Seite auf das Bett zu, und die Rute schlug über dem Bett aus. Danach ging ich am Fußende des Bettes vorbei und wieder schlug die Rute über dem Bett aus, und ich erwähnte, dass der Junge mit dem ganzen Oberkörper in der Kreuzung zweier Erdstrahlungen liege. Der Vater, der schweigend zugeschaut hatte, sagte darauf erneut: „Das habe ich gewusst." Meine Antwort war: „Wenn Sie das wussten, warum haben Sie das Bett hier hingestellt?" Darauf er: „So meine ich das nicht. Dass Sie so etwas sagen, das wusste ich."

Daraufhin hob ich den Arm und streckte die Hand über dem Kopfkissenbereich aus. Ich meinte: „In einer solchen Strahlung muss man krank werden." Der Mann lachte laut und sagte: „Sagen Sie nur, Sie würden das mit der Hand fühlen." Darauf ich: „Sie glauben gar nicht, wie viele Menschen das mit den Händen fühlen können, nur Sie wissen es nicht."

Jetzt bat ich den Mann, seinen Arm, genau so, wie ich es tat, über das Bett zu halten und die Finger anzuspannen. Nach zwei

Minuten fragte ich ihn, ob er was spüre. Er sagte: „Es ist ganz normal, die Hand schläft in dieser Stellung ein. Sie kribbelt wie tausend Ameisen."

Darauf ich: „Lassen Sie Ihren Arm in der Stellung und drehen Sie sich in genau die entgegengesetzte Richtung."

Dann sagte er erstaunt: „Das Kribbeln hört ja auf."

Ich sagte: „Und jetzt drehen Sie sich wieder um."

„Es beginnt wieder", murmelte er erstaunt.

„Das ist die Strahlung, die Sie spüren", erklärte ich ihm.

Danach sagte der Mann: „Ich würde es nicht glauben, wenn ich es nicht selbst erlebt hätte. Was kann ich tun, um meinem Sohn zu helfen?"

Ich empfahl ihm die Technik mit der Alufolie, und er machte sich gleich am Abend daran, die abschirmende Folie auszulegen und für eine Erdung zu sorgen. Beim nächsten Besuch, eine Woche später, erzählte mir die Mutter, dass der Junge zum Erstaunen aller seitdem jetzt die ganze Nacht durchschlafe, sie müsse ihn sogar am Morgen wecken, damit er zur Schule komme. Er habe auch in dieser Woche noch keine Migräne gehabt.

Sie sprach nach kurzer Zeit mit dem Neurologen über meine Vorgehensweise und die Besserung bei ihrem Sohn, worauf der Arzt nach wenigen Wochen die Behandlungsweise veränderte.

Wie ich nach ein paar Jahren von der Familie erfahren habe, dauerte es rund drei Jahre, bis der Junge wieder vollständig gesund war.

*Ein weiteres Beispiel:*

Mit dem Auslegen der Folie unter den Betten habe ich noch weitere Erfahrung gemacht. Sie kann hilfreich sein bei Wirbelsäulenbeschwerden und Schlafstörungen. In einem Fall stellte ich fest, dass die Strahlungen durch die ausgelegten Folien oder Kupfermatten nicht verschwinden, sondern dass nur eine Verdrängung stattfindet. Die ausgelegte Folie wirkt wie eine Abschirmung in einem elektrischen Gerät.

Diese Erfahrung machte ich bei einem mir bekannten Ehepaar. Der Ehemann sprach mit mir über sein Schlafverhalten und das seiner Ehefrau. Beide nahmen am Abend regelmäßig eine Schlaftablette, um dadurch zur Ruhe zu kommen.

Als ich mit der Wünschelrute in das Schlafzimmer kam, stellte ich eine starke Strahlung fest, die quer durch die beiden Betten ging. Mein Bekannter fragte: „Was kann ich tun?“ Und wieder nannte ich meine Idee mit der Folie.

Nach wenigen Tagen sprach er mich an, zu was ich ihm da geraten hätte, seine Frau würde nun schlafen wie ein Murmeltier, während er jetzt zwei Schlaftabletten brauche, um einigermaßen zur Ruhe zu kommen. Auf meine Frage, was er gemacht habe, gab er zur Antwort: „Genau das, was du mir geraten hast. Ich habe unter dem Bett meiner Frau die besagte Folie ausgelegt und geerdet und komme seit dieser Nacht überhaupt nicht mehr zum Schlafen.“ Meine Frage lautete: „Und was hast du unter deinem Bett ausgelegt?“ Die Antwort war: „Gar nichts, denn davon hast du ja nichts gesagt.“

Da wurde mir klar, dass die Strahlung durch die Folie oder Kupfermatte nur verdrängt, aber nicht gelöscht werden kann.

## Taubheit der Finger

Wir erleben häufig, dass im Ringfinger und kleinen Finger ein unangenehmes Taubheitsgefühl entsteht. Ausgelöst wird es von einem Nerv, der von der Schulter her den Arm bis in die Fingerspitzen des Mittelfingers und des kleinen Fingers durchzieht.

Dieser Nerv kann, wie auch die Sehnen in unserem Arm, schrumpfen, wobei er sich im Ellenbogengelenk in den Gelenkspalt hineinziehen und dort eingeklemmt werden kann. Dabei wird die Funktion des Nervs so gestört, dass es zur Taubheit in den Fingern kommt.

Mit dem Fingernagel der einen Hand führt man dann eine Druckmassage im zweiten Gelenk des kleinen Fingers der betroffenen Hand aus. Das Gelenk steht in enger Verbindung mit dem Ellenbogen und löst mit der Massage dieses taube Gefühl. Dabei entsteht im gesamten Arm ein Gefühl, als werde der Arm beweglicher und leichter.

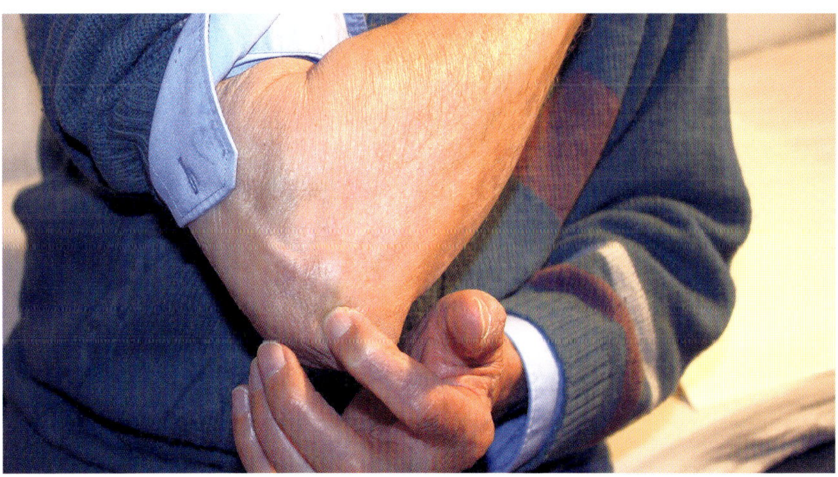

*Diesen Punkt massieren Sie bei Nervenproblemen im kleinen Finger und Ringfinger.*

## Offene Beine

Offene Beine sind heute eine schon fast vergessene Erkrankung. In früheren Jahren waren sie weitverbreitet, besonders bei älteren Leuten. Offene Beine waren eine Gewebeerkrankung, die häufig mit mangelhafter Hygiene in Verbindung gebracht werden konnte. Wir haben von diesem Mangel an Hygiene keine Vorstellung mehr. Heute drehen wir den Wasserhahn auf und bekommen warmes oder kaltes Wasser, wie wir es gerade benötigen. Wenn wir verschwitzt sind und uns reinigen wollen, gehen wir ins Bad oder unter die Dusche und haben danach auch kein Problem mit dem Abwasser. Das gab es bis in die fünfziger Jahre des 20. Jahrhunderts nur vereinzelt.

Ich habe im Jahr 1957 ein WC, einen Kohlebadeofen, eine Badewanne mit Dusche und eine Klärgrube in unser Haus eingebaut. Als ich eine Zeit danach durch unser sechshundert Seelen zählendes Dorf ging, sprach mich eine ältere Frau an: „Ihr seid ja jetzt die fünfte vornehme Familie im Dorf, die Klo und Bad im Haus haben.“

In dieser Zeit gab es in vielen Dörfern noch Brunnen, von denen das Wasser in die Häuser getragen werden musste. In den Städten, in den Mietshäusern, waren bereits Wasserleitungen und Abflüsse auf den Fluren vorhanden. Von dort musste dann das Wasser in die Wohnungen hinein und auch wieder hinausgetragen werden. Da hieß es noch, im Gegensatz zu heute, sparsam mit dem Wasser umzugehen, was stets auf Kosten der Hygiene ging, wobei an den Beinen und Füßen zuerst mit dem Wasser gespart wurde. Man sah sie ja nicht, und das war dann auch oft die Ursache der offenen Beine. Staub und Schmutz verstopften die Poren, sodass der Schweißfluss unterbunden wurde und die darin enthaltenen Gifte sich andere Wege aus dem Körper suchten. Das führte zu Hautunreinheiten aller Arten, wie Pocken, Geschwüre oder Pusteln.

Bei offenen Verletzungen der Beine behandelt man den Fuß mit einer normalen Fußreflexmassage, danach den Reflexbereich der Lendenwirbel, der mit den Beinen und Füßen in enger Verbindung steht, und in der Folge den Fußrücken zum Außenfuß auf der Seite zur kleinen Zehe hin. Dort befinden sich die Reflexbereiche der Arme und Hände, Beine und Füße. Diese Reflexbereiche massiert man etwa drei bis fünf Minuten, danach die Reflexpunkte der Haut, unter dem ersten Zehengelenk der großen Zehe, bis zu zehn Minuten. Abschließend massiert man den Reflexbereich des Fußes und Beines seitlich an den großen Zehen.

# Drehschwindel und Schwindelanfälle allgemein

Schwindel und Drehschwindel sind immer wieder mit den Halswirbeln in Verbindung zu bringen. Eine leichte Dehnung derselben ist dann angebracht. Dazu setzt man sich als Behandelnder dicht hinter die betroffene Person, sodass man mit der eigenen Brust gegen die Rückenwirbel drücken kann. Danach legt man die Unterarme vor die vorderen Schultern rechts und links. Die Daumen beider Hände setzt man in die Mulden des Schädels rechts und links neben der Halswirbelsäule am Hinterkopf, sodass die Hände seitlich über die Ohren hin zur Stirn reichen. Die Hände sollen dabei nur leicht am Kopf anliegen.

Danach drückt man mit den Unterarmen die Schultern zurück gegen die eigene Brust und atmet tief dabei ein. Den Behandelten fordert man auf: „Atmen Sie mit mir gleichzeitig tief ein!" So kann sich das Brustbein bei ihm weiter nach vorne ausdehnen, um die Atmung zu erleichtern. Mit dem Zurückziehen der Unterarme entsteht ein leichter Druck nach oben auf beide Daumen, was sich als ein Zug auf die Halswirbel bemerkbar macht. Jetzt atmet man aus und löst den Druck mit den Unterarmen auf die Schultern. Das Ganze wiederholt man drei- bis viermal.

Der so Gedehnte sollte nun eine Erleichterung im Schulterbereich und bei der Atmung empfinden, im Nackenbereich beweglicher sein und die Drehbewegung des Kopfes sollte sich erweitert haben. Ebenfalls sollten der Drehschwindel und Schwindel zurückgegangen sein. Bei Kopfschmerzen ist diese Dehnung immer wieder mit Erfolg anwendbar.

# Probleme mit dem Dickdarm

Im Dickdarm sind die Ursachen für viele Erkrankungen zu finden, weil in ihm die Anzahl der Bakterien so zahlreich ist wie in keinem anderen Organ. Es soll in unserem Darm mehr Bakterien geben, als Menschen auf unserer Erde leben. Zudem steht er reflektorisch mit fast allen Organen in Verbindung, sogar bei Heuschnupfen kann man mit einer Massage des Querdarmes der Person Erleichterung verschaffen. Der Niesreiz und das Brennen in den Augen gehen zurück.

Besondere Beachtung sollte man dem Enddarmreflex schenken. Er steht wie kein anderer Reflexbereich in intensiver Verbindung mit dem weiblichen Unterleib.

Über ihn sind alle Beschwerden, die mit den monatlichen Blutungen zu tun haben –Rückenschmerzen, Krämpfe und krampfartiger Schmerz im Unterleib sowie stärkere Blutungen während der Menstruation –, zurückzunehmen. Auch die Probleme, die mit den Wechseljahren in Verbindung gebracht werden müssen, sind positiv über ihn zu beeinflussen.

Verschiedene Frauen erzählten, dass die Blutungen zurückgingen und die Schmerzen nachließen. Selbst bei unregelmäßigen, stärkeren Blutungen in den Wechseljahren brachte die Behandlung über den Enddarmreflex immer wieder Erleichterungen. Die Blutungen verringerten sich oder hörten auf.

**Vorsicht:** Bei Massagen in den Reflexbereichen Gebärmutter und Eierstock in der Zeit der Menstruation können stärkere Blutungen ausgelöst werden.

Sollten die geschilderten oder ähnliche Beschwerden wiederholt auftreten, ist dringend zu einem frauenärztlichen Besuch zu raten.

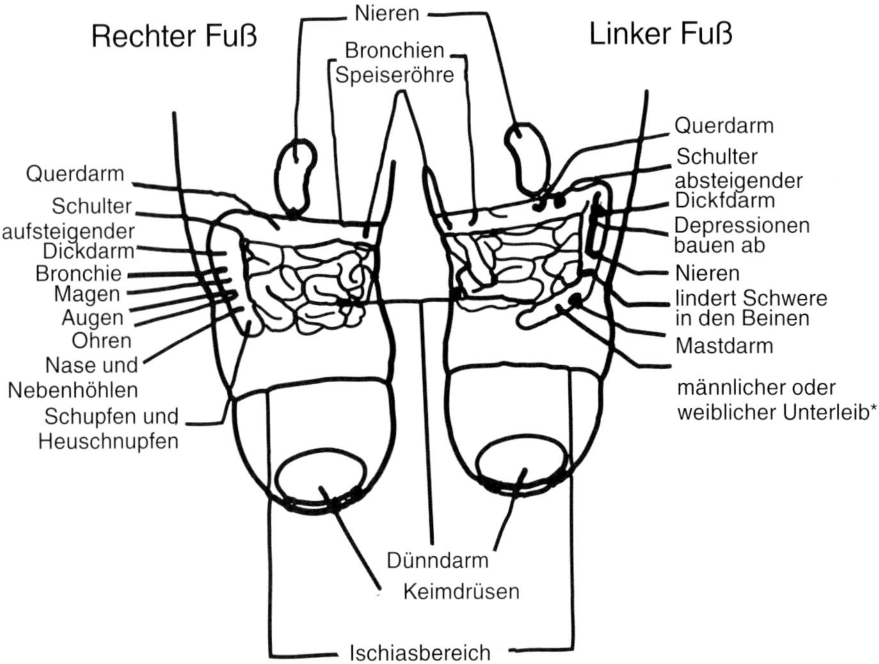


* Massieren an dieser Stelle verändert starke Menstruationsblutungen zum Normalen hin und lindert alle damit zusammenhängende Schmerzen und Krämpfe im gesamten Körper, bis hin zur Migräne.

*Ein Beispiel:*

Eine Frau kam zu mir und erzählte: „Ich habe Schmerzen im Leib und war bei meinem Hausarzt. Er untersuchte mich mehrmals, gab mir Schmerzmittel, damit die Beschwerden zurückgehen sollten, was sie dann auch taten. Als ich mit diesem Mittel aufhörte, waren die Schmerzen wieder da. Er untersuchte mich erneut und überwies mich zu einer Frauenärztin. Diese untersuchte mich, konnte die genaue Ursache nicht feststellen und verordnete mir ein anderes Medikament, was mir aber auch nicht die Schmerzen nahm. Darum komme ich zu Ihnen, vielleicht haben Sie eine Idee."

Ich gab der Frau eine Fußreflexzonenmassage und stellte fest, dass an allen Reflexen des Unterleibes die Frau mit leichten bis stärkeren Schmerzen am Fuß reagierte. Darauf begann ich, in den entsprechenden Bereichen zu suchen. Zunächst massierte ich im Reflexbereich der Gebärmutter, in dem sie ein ganz minimales Schmerzempfinden hatte, danach den Reflex der Eierstöcke rechts und links am Fuß, den sie am rechten Fuß sehr schmerzhaft empfand, ebenso wie den Bereich des rechten Eileiters, die beide auch den Schmerz im Leib stärker werden ließen. Danach massierte ich die kleinen Zehen, den Reflexbereich der Blase, über den auch neben den Ohren die Gebärmutter, Eierstöcke und Eileiter erreichbar sind. Wieder empfand sie rechtsseitig die Schmerzen im Fuß stärker als linksseitig.

Jetzt massierte ich die kleinen Finger ihrer Hände im Bereich der Ovarien (dem Eierstock zugehörend). Diese befinden sich in der Rille des zweiten Fingerglieds des kleinen Fingers. Die Frau reagierte sofort mit einem stärkeren Schmerzgefühl in der rechten Seite ihres Unterleibes, des Eierstockes.

Ich empfahl ihr, sich sobald wie möglich zu ihrer Frauenärztin zu begeben, ihr von dieser Massage zu berichten und um eine erneute, auf den rechten Eierstock gerichtete Untersuchung zu bitten.

Etwa drei Wochen später besuchte mich diese Frau wieder, um zu berichten, wie es ihr ergangen war: Die Ärztin hatte eine endoskopische Untersuchung durchgeführt, wobei sie feststellte, dass im Eileiter eine Zyste war, die operativ entfernt werden musste. Die Frau wurde operiert und war nach der OP schmerzfrei.

# Anregung des Stoffwechsels mit Gewichtsabnahme

Unter unseren Knien, rechts und links am Schienbein, befinden sich zwei Mulden, über die der Stoffwechsel anzuregen ist. Man findet sie, indem die Handflächen auf die Kniescheiben gelegt werden und mit den ausgestreckten Zeige- und Mittelfingern die Mulden rechts und links vom Schienbein ertastet werden.

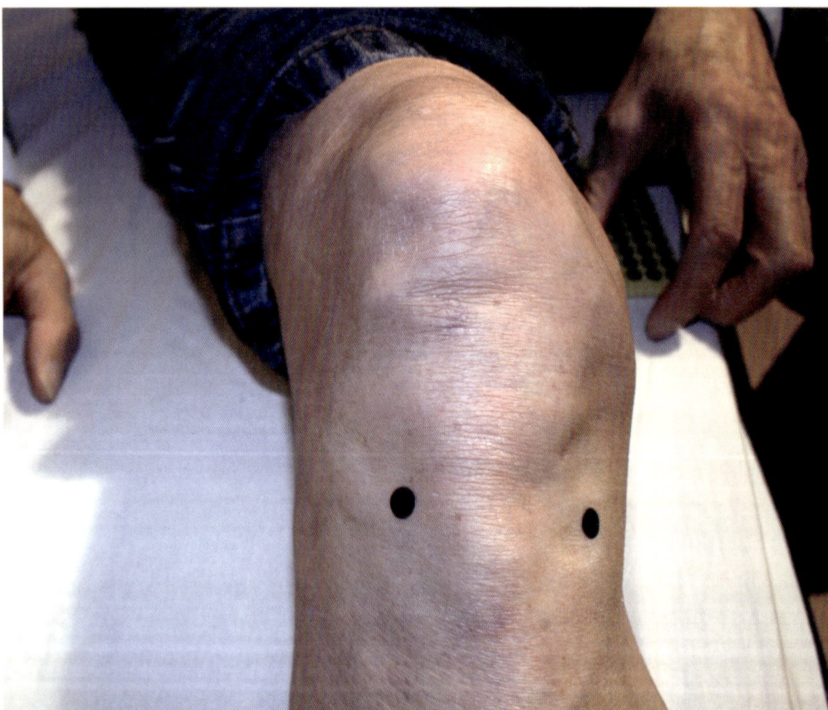

*Eine den Stoffwechsel anregende Massage erfolgt über Punkte links und rechts des Schienbeins.*

Das ist keine Geschichte, die mit drei bis vier Behandlungen abgeschlossen ist. Sie sollte von der zu behandelten Person, nach einer Unterweisung, möglichst selbst zwei- bis dreimal täglich an beiden Knien ausgeführt werden. Der Erfolg einer solch regelmäßigen Behandlung für den Stoffwechsel zeigt sich frühestens nach einer Zeit von drei bis vier Wochen durch eine geringe Gewichtsabnahme, die aber dann kontinuierlich weiter fortschreitet. Man hat mir berichtet, dass es bei normaler Ernährung zu keiner Gewichtszunahme mehr gekommen sei.

## Erfahrungen und Gesundheitstipps

**Beschwerden der Leber und Galle**

Bei Leber- und Gallenbeschwerden helfen, regelmäßig eingenommen, zwei sehr alte Hausmittel: das Wermutkraut als Tee und der aufragende Stängel der Blüte des Löwenzahns.

Der Tee des Wermutkrautes sollte auf folgende Art zubereitet werden: Man benötigt dazu zwei große Tassen. In die erste gibt man eine Fingerspitze Wermutkraut, nicht mehr, überbrüht dieses mit kochendem Wasser und gießt danach sofort den Aufguss in die zweite Tasse, um das Wermutkraut aus dem Tee zu entfernen. So können die ätherischen Öle des Wermutkrautes nicht in den Tee gelangen. Sie müssen diesem ferngehalten werden, um die volle Kraft des Wermutes zu erhalten.

Der Stängel des Löwenzahns wird von der Pflanze gepflückt, leicht abgerieben und zerkaut. Die dabei freiwerdenden Bitterstoffe werden mit dem sich bildenden Saft geschluckt. Den zerkauten Stängel spuckt man aus.

Es sind zwei sehr alte, sehr hilfreiche Heilmittel, die dem Benutzer wegen ihrer Bitterstoffe schon eine kleine Überwindung abverlangen.

**Blähungen**

Sie sind eine meist peinliche Notwendigkeit unseres Körpers, ohne die wir nicht lebensfähig sind. Unser Darm ist ein Schlauch, durch den der im Magen und Zwölffingerdarm verdaute Speisebrei hindurchgeschoben wird. Dabei entnehmen die Zotten, die an der Darmwand sitzen, die für den Körper lebensnotwendigen Säfte.

Wenn nun dieser Speisebrei eine Strecke durch den Darm geschoben wurde, sind die Säfte, die der Körper benötigt, für die Zotten nicht mehr sicher erreichbar.

Hier setzt die Selbsthilfe des Körpers ein. Es sind die Darmgase. Sie entstehen während der Verdauung und sind das Rührwerk für den Speisebrei in unserem Darm. Diese Gasblasen bewegen auf ihrem Weg den Speisebrei, sodass immer wieder die lebensnotwendigen Säfte zur Darmwand und in den Bereich der Zotten gelangen.

Es gibt normal blähende und stärker blähende Gemüsesorten, dann natürlich die Hülsenfrüchte sowie alle Kohlsorten, besonders Weißkohl, Wirsing, Rotkohl, Lauch und Rosenkohl.

Eine einfache Möglichkeit, um den vermehrten Blähungen entgegenzuwirken, ist ein flacher Esslöffel Reis. Wenn man bei allem Gemüse und bei Hülsenfrüchten einen Esslöffel Reis mit in das Kochwasser gibt, bauen sich die blähenden Stoffe ab. Sie werden verdaulicher und weniger quälend. Warum? Das Mitkochen von Reis neutralisiert die in dem Gemüse und in den Hülsenfrüchten vorkommende Blausäure. Der Reis, dem Kochvorgang von Anfang an beigefügt, verkocht sich fast ganz und ist in dem fertigen Gemüse kaum noch feststellbar.

**Eisenmangel**

Bei Eisenmangel gibt es eine einfache Methode, um ihn auszugleichen:

Man steckt für 24 Stunden einen oder zwei saubere Eisennägel in einen Apfel und entfernt die Nägel dann vor dem Verzehr. Das wiederholt man mehrmals, bis der Eisenmangel ausgeglichen ist. Da wir heute in der glücklichen Lage sind, das ganze Jahr über Äpfel kaufen zu können, ist eine solche Behandlungsmethode ohne jedes Problem durchführbar.

Die Apfelsäure übernimmt dabei die Arbeit des Magens. Sie zersetzt das Eisen und macht es magenverträglich und dem Körper zugänglich – im Unterschied zu verschiedenen medizinischen Eisenpräparaten, die den Magen und Darmbereich stark belasten und schwer verdaulich sind.

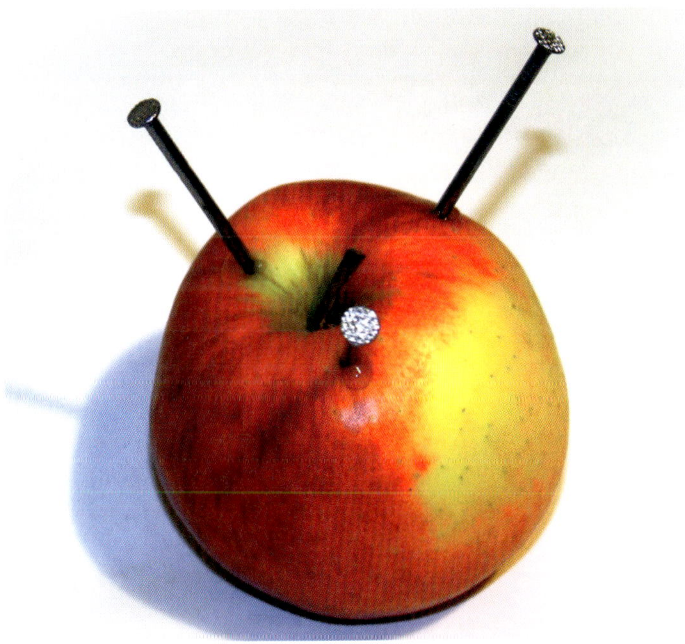

*Die Nägel geben das Eisen an den Apfel ab.*

### Fieber und Bettnässen

Ein ebenso altbewährtes, aber vergessenes Hausmittel bei Fieber, das meine Mutter bei mir und meinen Geschwistern immer wieder angewendet hatte, war, mit einer Gummispritze kaltes Wasser in den Po zu drücken. Durch den Vorgang des Erwärmens im Körper senkte sich die Körpertemperatur und das Fieber ging zurück.

Ebenso behandelte meine Mutter eines meiner Geschwister mit einer Alternativmethode gegen das Bettnässen und das Einnässen überhaupt erfolgreich mit Schafgarbentee.

### Fußschweiß

Der Fußschweiß ist eine Selbsthilfe unseres Körpers und dient seiner Entgiftung. Sie sollten unsere Beine mit einem Brunnen vergleichen. Am Grunde des Brunnens setzt sich alles ab, was schwerer ist als Wasser: Steine, Sand, Schlamm ...

In unseren Beinen ist es ähnlich. In den Füßen setzt sich alles ab, was schwerer ist, als der Auftrieb des Blutes es hochstemmen könnte. Ursache ist: „Unser Blut fließt schneller in das Bein hinein, als es wieder hinaus-, also nach oben fließen kann. Dieser Zustand entsteht durch die engeren Arterien und die erweiterten Venen unserer Beine. Durch die erweiterten Venen fließt das Blut langsamer aus den Beinen, als es hineinfließt, und die Schwebeteilchen, die schwerer sind als der Auftrieb des Blutes, setzen sich in den feinen Kapillaren unserer Füße fest, um dort nach einer bestimmten Zeit zu verwittern. Dadurch werden bestimmte Stoffe leichter und werden von dem Blut wieder mitgenommen. Alle anderen Ablagerungen verwittern weiter und werden von den Schweißdrüsen übernommen, verflüssigt und im Fußschweiß über die Haut nach außen gebracht. Der markante scharfe Schweißgeruch entsteht durch die Verwitterung der Stoffe im Fuß.

Man sollte, um Schweißgeruch zu vermeiden, die Füße öfter baden oder abspülen. Puder, Deos oder Cremes, die die Poren der Füße verschließen könnten, sollte man vermeiden. Durch sie wird der Schweißfluss, die Entgiftung, nur unterdrückt, sodass sich die entstehenden Gifte einen anderen Weg nach außen suchen. Das können Pickel, Geschwüre, alle Arten von Hautunreinheiten sein, bis hin zu offenen Beinen.

### Insektenstiche

Es gibt eine einfache, aber sichere Methode, sich bei einem Insektenstich zu helfen. Wenn wir uns unterwegs befinden, haben wir einen entsprechenden Insektenstift fast niemals dabei. Aber Ohrenschmalz besitzen wir immer, denn ohne dieses Fett funktionieren unsere Ohren nicht – und das ist unser körpereigener Insektenstift.

Sollten wir von einem Insekt, gleich welcher Art, gestochen werden, feuchten wir den kleinen Finger mit der Zunge leicht an und gehen mit diesem in unser Ohr. Wir bewegen ihn, danach gehen wir mit ihm auf den Stich und massieren das Wenige, was an unserem Finger haftet, in die Haut ein. Der Schmerz lässt sofort nach, und wenn wir Glück haben, verhindert unser Ohrenschmalz sogar eine Schwellung.

### Reisekrankheit

Die Reisekrankheit rührt von den „Problemen“ des Solarplexus her. Wenn wir uns in einer Kabine befinden, sei es in einem Zug, Bus oder einem Auto, sind wir immer von Flächen von Metall umgeben. In dem Moment, in dem der Motor eingeschaltet wird oder sich das Fahrzeug in Bewegung setzt, beginnen die uns umgebenden Bleche zu schwingen und zu vibrieren. Diese Schwingungen und Vibrationen machen sich in unserem Körper bemerkbar. Der Solarplexus reagiert dann bei vielen Menschen besonders empfindsam. Die Folge ist eine

Verkrampfung der Nerven des Solarplexus, die sich in und auf der äußeren Magenwand befinden. Diese nervlichen Reaktionen können ein solches Unwohlsein und Schmerzen im Magen selbst auslösen, dass es bis zum Erbrechen kommen kann.

Es gibt ein einfaches Mittel, sich gegen solche Reaktionen zu schützen: eine Zeitung! Man legt diese mehrfach gefaltet auf den Leib, in den Bereich des Magens und damit auch vor den Solarplexus. Die Zeitung nimmt alle Schwingungen auf und neutralisiert sie vor dem Magen und Solarplexus.

Man kann es sich so vorstellen, dass die ersten Zeitungsblätter mit den Blechen stark vibrieren, die zweiten schon etwas weniger, die dritten und vierten noch weniger, sodass am Ende keine Vibrationen mehr den Solarplexus erreichen, keine Beschwerden im Magen zu spüren sind oder die Vibrationen so verringert werden, dass die Nerven des Solarplexus diese spielend verkraften.

*Ein Beispiel:*
Eine junge Mutter kommt zur Massage und erzählt: „Ich wohne in Mainz, meine Mutter in einem Ort bei Bad Kreuznach. Das sind etwa vierzig Kilometer Weg. Wenn ich sie mit unserem drei Monate alten Sohn besuche, schreit dieser, sobald ich ein paar Meter mit dem Auto gefahren bin, bis ich ihn bei meiner Mutter aus dem Auto herausnehme. Warum tut er das?"

Ich sagte: „Er wird die Reisekrankheit haben." Sie wollte das nicht glauben.

Ich habe ihr das Beschwerdebild erklärt und ihr empfohlen, ihrem Kind eine Zeitung unter das Jäckchen zu legen, um zu sehen, was sich dann tue. Ich bat sie, es mir bei ihrem nächsten Besuch mitzuteilen.

Sie berichtete: „Ich habe getan, was sie mir empfohlen hatten, und zu meinem Erstaunen schlief der Junge nach einer kurzen Fahrtzeit im Auto ein, bis ich ihn zu Hause aus dem

Fahrzeug nahm. Ich habe das meinem Mann erzählt, der mir nicht glauben wollte. Am darauffolgenden Sonntag haben wir dem Kleinen eine Zeitung auf den Leib gelegt und sind losgefahren. Er lag ruhig und zufrieden in seiner Schale. Dann haben wir angehalten und die Zeitung entfernt. Nach wenigen Minuten Fahrzeit begann er, so lange zu schreien, bis wir anhielten und ihm die Zeitung wieder auf den Leib legten.

Das wiederholten wir mehrmals, zum Erstaunen meines Mannes, immer mit dem gleichen Ergebnis. Das Kind wusste nicht, was mit ihm geschah, aber für mich konnte es keinen besseren Beweis für die Wirksamkeit dieser einfachen Methode geben.

*Ein weiteres Beispiel:*
Tiere können ebenso wie Menschen unter der Reisekrankheit leiden. Zweimal konnte ich das bei kleineren Hunden erfahren. Wenn diese im Auto saßen, so erzählte man mir, jaulten und bellten sie, sobald das Auto anfuhr. Eine Frau, die ich behandelte, erzählte mir davon. Ich sagte ohne große Überlegung: „Er wird die Reisekrankheit haben.“ Darauf die Frau: „Gibt es denn so etwas auch bei Tieren?“

Daraufhin wurde mir erst bewusst, was ich gesagt hatte. Ich antwortete: „Warum eigentlich nicht?“ Danach unterhielten wir uns über die Reisekrankheit, und ich machte ihr den Vorschlag, meine „Methode“ einmal mit ihrem Hund auszuprobieren.

Die Frau brachte ihren Hund in mein Zimmer. Eine Zeitung wickelten wir ihm um den Leib und befestigten das Ganze mit einer Schur. Der Hund ließ das ohne jede Gegenwehr mit sich geschehen. Danach setzte sie ihn wieder in ihr Auto und fuhr los. Nach einer Woche, als sie wieder zur Behandlung kam, sagte sie, bei der Heimfahrt hätte ihr Hund still und ruhig dagelegen und geschlafen, sie hätte sich ein Klettband zugelegt, das sie um die Zeitung gelegt habe, sodass diese hielt. Scheinbar tut es dem Hund gut, denn er ließ es geschehen, er wehrte sich nicht.

Mit einem etwas größeren Hund habe ich das Gleiche noch einmal erlebt. Von daher vermute ich, dass es Tiere gibt, die in Autos die Belastung der Schwingungen im Solarplexus ebenso empfinden wie wir Menschen.

**Sauerstoffanreicherung im Trinkwasser**

Ein Freund aus den französischen Seealpen erzählte mir, wie man Trinkwasser, in kleineren Mengen, mit Sauerstoff anreichern könne, um die Qualität und den Geschmack dieses Wassers zu verbessern.

Dazu benötigt man eine durchsichtige Flasche, unter keinen Umständen aber eine Plastikflasche. Diese füllt man zu drei Viertel mit Leitungswasser, hält mit dem Zeigefinger der einen Hand die Flasche zu und schüttelt nun mit einer gleichzeitigen Drehbewegung der anderen Hand die Flasche so, dass das Wasser selbst in eine Art Strudel gerät.

Durch diese Drehung kommt das Wasser in eine trichterförmige Bewegung, die die in der Flasche befindliche Luft bis zum Flaschenboden in sich aufsaugt. Bei der weiteren Drehung des Wassers gehen die größeren Luftblasen zurück, und man kann einen feinen Schleier von winzigsten Luftbläschen beobachten, die sich schlängelnd bis zum Flaschenboden hinziehen.

Durch diese feinen Bläschen verbessert sich merklich der Sauerstoffgehalt in diesem Wasser sowie auch sein Geschmack.

Man sollte diesen Vorgang mindestens dreimal wiederholen, um die Veränderung des Wassers feststellen zu können.

**Sodbrennen**

Sich immer wiederholendes Sodbrennen und Aufstoßen kann man erfolgreich mit einer homöopathischen Natronbehandlung beheben. Dazu gibt man einen flachen halben Teelöffel Natron in ein Glas mit Wasser, rührt gut um, stellt das Glas auf den Nachttisch und trinkt es über Nacht und am Morgen bis zur Hälfte leer. Am nächsten Abend füllt man das Glas wieder bis unter den Rand mit frischem Wasser auf. In der folgenden Nacht und am Morgen trinkt man das Glas wieder bis zur Hälfte leer.

Dies wiederholt man, ohne erneut Natron zuzufügen, über eine Zeit von fünf bis sechs Wochen. Es ist das gleiche Verdünnungsverhältnis wie bei Globuli. Die Schwingung des Natrons bleibt dem Wasser erhalten.

# Schlusswort

Ich möchte abschließend noch einmal darauf hinweisen, dass wir mit diesen Massagen weder den Arzt noch den Heilpraktiker ersetzen und Menschen auch nicht heilen können, wir können den Körper nur anregen, sich selbst zu helfen.

Es ist uns möglich, mit diesen Massagen – über die Reflexzonen an den Füßen, Händen oder am Körper – die Durchblutung in allen Bereichen des Körpers bis hin zum Gehirn anzuregen. Der Körper nimmt dabei das für sich in Anspruch, was für seine Gesundung von Nutzen ist.

Ebenso ist es uns verwehrt, über die Reflexzonen der Füße oder Hände Diagnosen zu erstellen. Wir können zwar einen Schnupfen, Herpes oder eine Gürtelrose, also sichtbare Beschwerden oder Erkrankungen, erkennen und, wie beschrieben, behandeln, wir sollten aber auch unsere Grenzen annehmen, sorgsam mit ihnen umgehen und sie stets beachten.

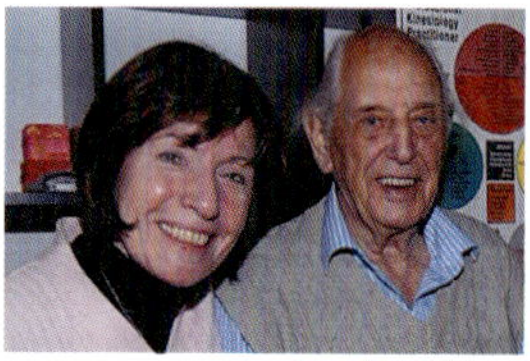

# Weitere Titel aus dem Verlag Via Nova:

## Hand & Fuß – Quellen der Heilung

**Eine völlig neuartige Reflexzonen-Massage**

**Friedrich Butzbach**

10. Auflage

Broschur, 176 Seiten, 70 Grafiken und Zeichnungen,
ISBN 978-3-86616-456-7

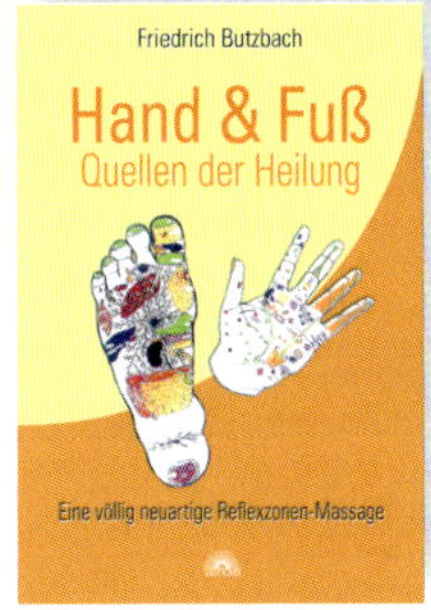


In einer über dreißigjährigen Praxis gewann der Autor neue Erkenntnisse der Fußreflexzonenmassage, besonders an den großen Zehen. Er fand hier über 40 Reflexpunkte der Hirnreflexe, über die schnellere und intensivere Reaktionen ablaufen. Dazu kommen noch rund 20 neu gefundene Reflexpunkte, die Krankheiten sehr schnell und effektiv positiv beeinflussen. Die Massage eines von ihm gefundenen Reflexpunkts kann selbst sehr alte Schockerlebnisse aus dem Unterbewusstsein in das Bewusstsein bringen und die dadurch entstandenen Belastungen und Blockaden abbauen. Genaue Beschreibungen und viele Skizzen und Schaubilder machen nicht nur die Lokalisierung der Reflexpunkte und die Art der jeweils erforderlichen Massage klar, sondern sind vom Autor auch ausdrücklich als Möglichkeit zur Selbsthilfe für sich und vor allem zur Anwendung bei Kindern gedacht.

## Jin Shin Jyutsu – Die Kunst des Heilströmens erlernen

**Aktivierung der Selbstheilungskräfte**

**Tina Stümpfig**

3. Auflage

Paperback, 256 Seiten, 201 farbige Fotos und 47 Zeichnungen, ISBN 978-3-86616-254-9

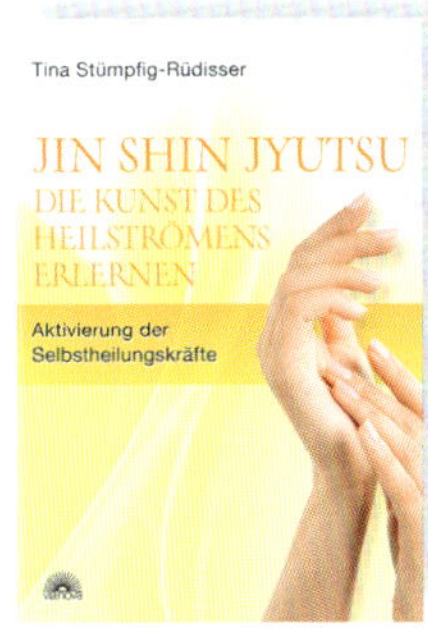


Jin Shin Jyutsu – auch Heilströmen genannt – ist eine uralte und doch hochaktuelle Heil-Kunst zur Harmonisierung der Lebensenergie im Körper. Durch einfaches Auflegen der Hände auf bestimmte Energiepunkte am Körper können Sie Ihre Gesundheit um 100% verbessern. Sie stärken Ihre Selbstheilungskräfte, bringen mehr Vitalität, Freude und Leichtigkeit in Ihr Leben. Ungeahnte Energien können sich freisetzen und helfen Ihnen, Ihr ganzes Potential zu leben. In diesem Buch sind die Grundlagen des Jin Shin Jyutsu einfach, klar und für jeden sofort anwendbar dargestellt und mit vielen Fotos und Abbildungen veranschaulicht, so dass Sie sofort beginnen können: Nehmen Sie Ihre Gesundheit und Ihr Wohlbefinden buchstäblich in die eigenen Hände.

## Empathie – Ich fühle, was du fühlst

**Bin ich ein Empath? So lerne ich meine empathischen Fähigkeiten anzunehmen und in Balance zu leben**

**Dr. Stephanie Red Feather**

Klappenbroschur, 320 Seiten, ISBN 978-3-86616-481-0; E-Book: 978-3-86616-494-9

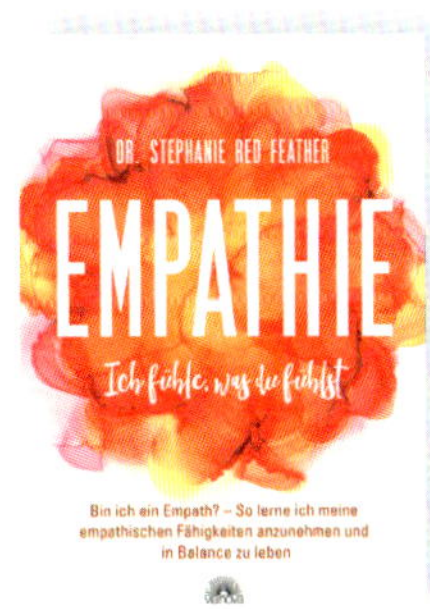


Kennen Sie das? Oft werden Sie von dem, was Sie wahrnehmen, spüren, empfinden und fühlen, vollkommen überwältigt. Und manchmal wissen Sie nicht, ob Sie sich selbst oder andere Menschen fühlen. Wenn Ihnen das vertraut vorkommt, sind Sie wahrscheinlich ein Empath! Extrem sensibel und empfänglich für subtile Energien, Emotionen und Schwingungen. Die Schamanin und Empathin Stephanie Red Feather hat ein halbes Leben gebraucht, um dieses Phänomen bei sich zu erforschen und herauszufinden, welch riesiges Potenzial Empathen in sich tragen. Daraus ist dieses Buch entstanden. Ein grandioser Leitfaden mit wertvollem Wissen sowie vielen Techniken und praktischen Übungen, die Empathen befähigen, in ihre Kraft und Mitte zu kommen und bewusst ihre Gaben und Herzqualitäten für sich und andere einzusetzen.

## Die Heilkraft der Seele

**Heilung auf allen Ebenen des Lebens**
**Chuck Spezzano**

Hardcover, 248 Seiten, ISBN 978-3-86616-330-0

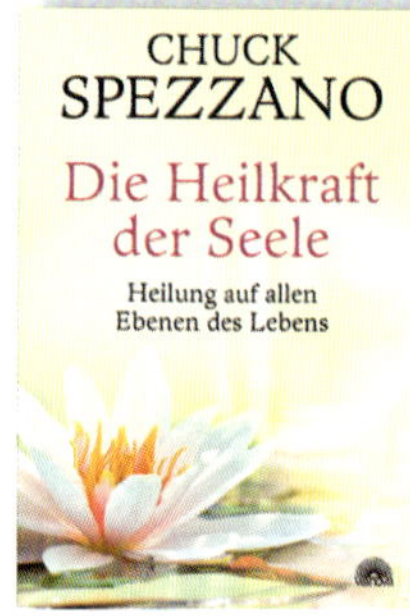


Ist es nicht Zeit für eine allumfassende Heilung, Heilung für Seele, Geist und Herz, Heilung der Wunden und Traumata unserer Vergangenheit, die uns den Blick verstellen für das klare Licht der Bewusstheit und Präsenz? Ist nicht jetzt die Zeit, uns zurückzuverbinden mit unserer wahren Natur, dem All-Einssein und der stets vorhandenen allumfassenden Liebe? Mit unerschöpflicher Herzensweisheit, wie sie nur wenigen Menschheitslehrern der Gegenwart eigen ist, lässt uns der unermüdlich wirkende Chuck Spezzano an dem nicht endenden Fluss seiner berührenden und klaren Erkenntnisse und Einsichten teilhaben. Botschaften, die wie destillierte Heilessenzen wirken, geschöpft aus der universellen Quelle des Seins, können auf dem Pfad zu unserem wahren göttlichen Selbst zu wertvollen Wegweisern der Heilung werden.

## Heilgeheimnisse aus Tibet

**Verborgene Kraftpotenziale mobilisieren**
**Dr. med. Ingfried Hobert**

3. überarbeitete Auflage
mit neuer Ausstattung

Klappenbroschur, 272 Seiten, ISBN 978-3-86616-545-8

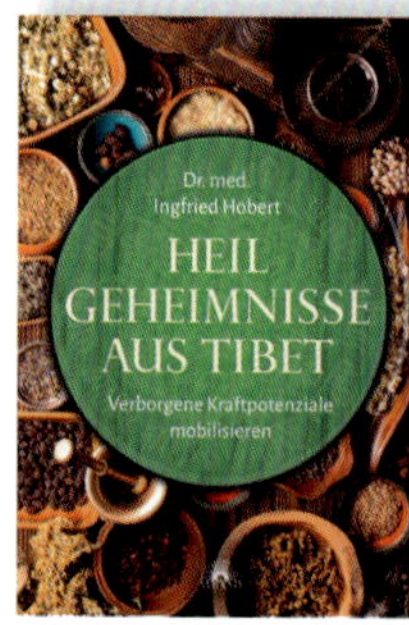


Wie wir das alte Heilwissen aus Tibet für unser heutiges Leben nutzbar machen und ungeahnte innere Potenziale mobilisieren können, das zeigt uns fachkundig, spannend, mit tiefem Wissen und großem Überblick auf eindrucksvolle Weise dieses Buch. Denn alles kann sich verändern, wenn es uns gelingt, den Blick zu verändern, mit dem wir auf uns und die Welt schauen, wenn wir Unbewusstes durchleuchten und die darin verborgenen Schätze erkunden und uns verfügbar machen. Lebendiges altes Wissen will immer wieder neu entdeckt werden und zeigt uns, wie wir kraft unseres Bewusstseins Heilung erlangen können und zu einem freien, selbstbestimmten Leben gelangen.

## Die Stille im Chaos

**Über die Freude wahrer Meditation**
**Jeff Foster**

Klappenbroschur, 160 Seiten, ISBN 978-3-86616-502-1

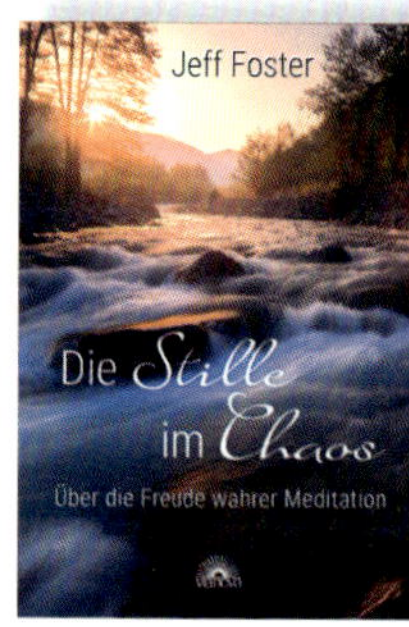


Der bekannte spirituelle Lehrer Jeff Foster lädt uns in seinem neuen Buch ein, den inneren Zufluchtsort wahrer Meditation zu entdecken. Für ihn ist die Meditation ein unermesslich großes, nichtduales Feld der Präsenz, das für jeden von uns in jedem Augenblick zugänglich ist, ein Ort der Mühelosigkeit, an dem wir authentisch sein können – mit all unseren Unvollkommenheiten, unserer Erschöpfung, unseren Zweifeln und Ängsten. Meditation dient nicht dazu, dem Leben und seinen unangenehmen Seiten zu entfliehen, sondern fordert uns vielmehr auf, mit Neugierde und kindlichem Staunen in das „heilige Chaos des gegenwärtigen Augenblicks" einzutauchen, unsere tiefsten Verletzungen in liebende Bewusstheit zu hüllen und Licht in unser Dunkel zu bringen. Wahre Meditation lässt uns erkennen, dass wir vollkommen sind – genau so, wie wir sind. Inspirierende Botschaften, poetische Betrachtungen und ganz persönliche Geschichten machen dieses Buch zu einer wunderbaren Kraftquelle, aus der wir immer wieder neu schöpfen können!

## Glückliche Partnerschaft

**Beziehungen in einer neuen Dimension**

**Chuck Spezzano**

Hardcover, 272 Seiten, ISBN 978-3-86616-357-7

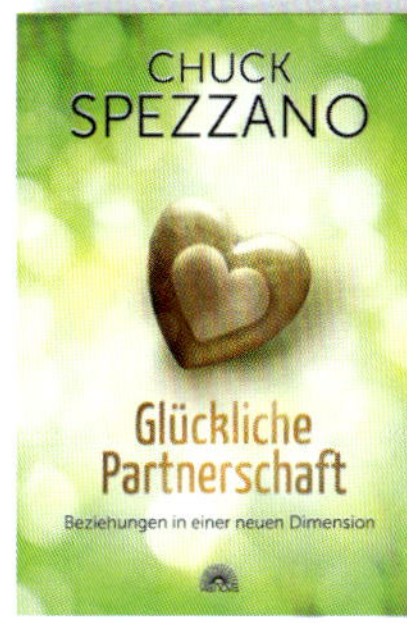


Es ist und bleibt Chuck Spezzanos große spirituelle Mission, uns immer wieder neu und immer wieder überraschend an das Essentielle zu erinnern, zugleich unsere Augen und Herzen zu öffnen, für das Göttliche in uns selbst und unseren Beziehungen. Ja, unser Traum von einer wirklich glücklichen, erfüllenden Partnerschaft kann wahr werden, so der weltberühmte Weisheitslehrer in seinem neuen Buch. Möglich, dass wir uns von blendenden Illusionen verabschieden müssen, dafür aber schaffen wir neuen Raum, um das Göttliche in unserem Leben und in unserer Partnerschaft zu begrüßen. Wie wir das Heilige und Heilende in unseren alltäglichen Beziehungen jeden Tag neu entdecken und leben können, zeigt uns Spezzanos neues Meisterwerk der Liebe. Ein beglückender Wegweiser für goldene Zeiten im Miteinander!

## Hochsensibel ist mehr als zartbesaitet

**Die 100 häufigsten Fragen und Antworten**

**Sylvia Harke**

2. Taschenbuchauflage
7. Auflage gesamt

Taschenbuch, 384 Seiten, ISBN 978-3-86616-532-8
E-Book: ISBN 978-3-86616-407-9

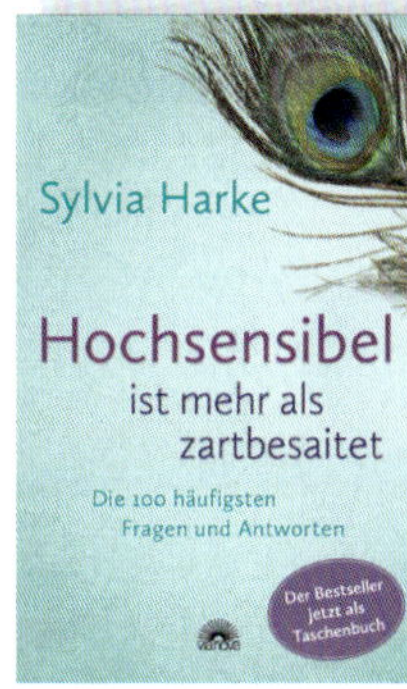


Es braucht großes Fingerspitzengefühl und tiefe Empfindsamkeit, hochsensible Menschen zu erreichen und dort „abzuholen", wo sie sich innerlich wirklich befinden. Mit ihrem zweiten Buch gelingt das der erfahrenen Dipl.-Psychologin und Autorin wieder mit Brillanz. Denn Sylvia Harke weiß aus eigener Erfahrung, dass hochsensible Menschen ganz eigene Fragen an den Lebensalltag haben. Wunderbar praktisch, feinfühlig, ermutigend und konkret gibt das Buch sehr hilfreiche, kompetente Antworten auf die 100 häufigsten Fragen zur Hochsensibilität, vom Arzttermin bis zum Vorstellungsgespräch, von der Partnerschaft bis zur Berufsauswahl. Eine wahre Schatztruhe an Tipps und Inspirationen, die bei allen hochsensiblen Menschen - stets griffbereit zum Nachschlagen - ihren festen Platz im Regal haben sollte!

## Sanftmut

**Ein effektiver Weg, Egoismus abzubauen**

**Ingrid Antons**

Paperback, 224 Seiten, ISBN 978-3-86616-360-7

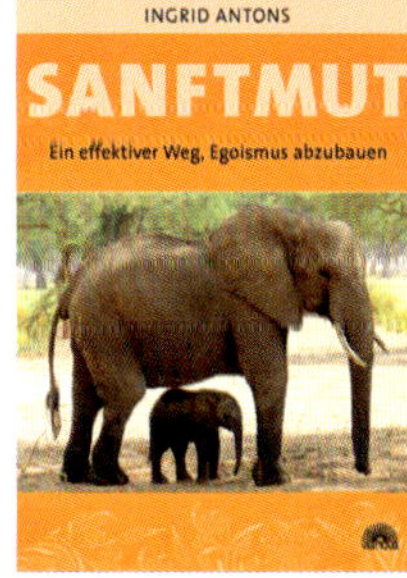


Wenn in unseren Herzen Transformation stattfindet und wenn Qualitäten wie Empathie, Empfindsamkeit, Geduld und Wertschätzung in unser aller Leben mehr Raum bekommen, dann wird sich diese Welt verwandeln, so das Credo dieses Buches. Die Autorin stellt dar, wie Sanftmut als gestaltende Kraft und wahrhaftige Stärke mit Zukunft krankhaften Egoismus überwinden und zu einem neuen Umgang mit sich selbst und im Miteinander führen kann. Das Buch macht deutlich, wie wertvoll Sanftmut für viele Menschen heute schon ist, und zeigt, wie man sich als Sanftmütiger in dieser Welt behaupten kann, ohne seine innere Haltung aufgeben zu müssen. Es enthält alltagstaugliche Tipps, die helfen, egoistische Verhaltensweisen zu überwinden, sanftmütiger zu werden und neue Werte in die Welt zu bringen.

## Lachen – trotz und alledem

### Darf ich lachen, wenn ich traurig bin?

### Silvia Rößler

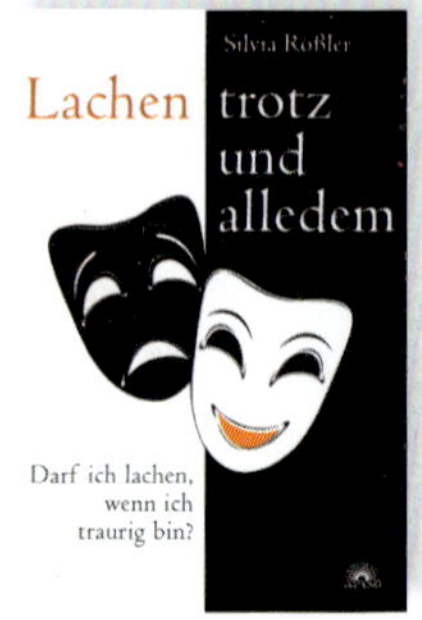


Paperback, 240 Seiten, 19 Zeichnungen, ISBN 978-3-86616-341-6

Dieses Buch ist wahrhaftig ein kostbares Geschenk für alle, die trotz schwerer Krisen, Krankheiten und Schicksalsschlägen wie Trauer und Tod, eine heitere Lebenshaltung entwickeln - oder sich bewahren - möchten. Wie dies gelingen und regelrecht gelernt werden kann, das zeigt uns die Autorin mit bewegenden Beispielen und authentischen Berichten, ganz praktischen Anregungen und Anleitungen aus den Bereichen Lachyoga, Meditation, Tanz, Singen und Malen. Nichts ist befreiender und berührender als ein ehrliches tiefes Lachen, das nicht nur ansteckend wirkt, sondern nachweislich auch Medizin ist für Körper und Seele. Entdecken Sie die Lebenskunst der Heiterkeit!

## Lebensprozesse

### Die universellen Gesetze der Gesundheit und Langlebigkeit

### Frank Albrecht

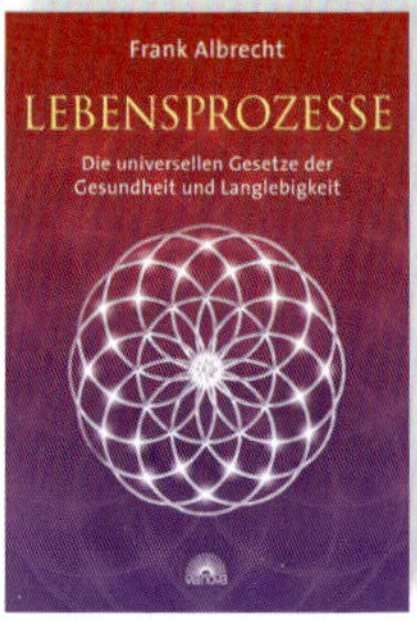


Paperback, 240 Seiten, ISBN 978-3-86616-342-3

Ein Leben lang gesund zu bleiben und zugleich den Alterungsprozess zu verlangsamen oder gar aufzuhalten, klingt beinahe zu schön, um wahr zu sein. Doch durch ein vollkommen neues Verständnis der Lebensprozesse und den zugrundeliegenden universellen Lebensgesetzen wird dies für jeden Menschen zu einer ganz realen Möglichkeit, so der Gesundheits-Forscher Frank Albrecht. In diesem Buch vermittelt er eine neue Sichtweise auf die Zusammenhänge von Materie, Energie und Geist, die noch ungeahnte Perspektiven und Chancen für eine nachhaltig gesunde Lebensweise bietet. Bahnbrechendes Wissen über Ernährung, unsere energetische Umgebung und die Bedeutung des Seelenlebens sowie die zahlreichen praktischen Ratschläge könnten Ihr Leben von grundauf verändern, verbessern und sogar verlängern.

## Der Gesang des Windes

### Eine Parabel vom Leben und der Liebe

### Jill A. Moebius

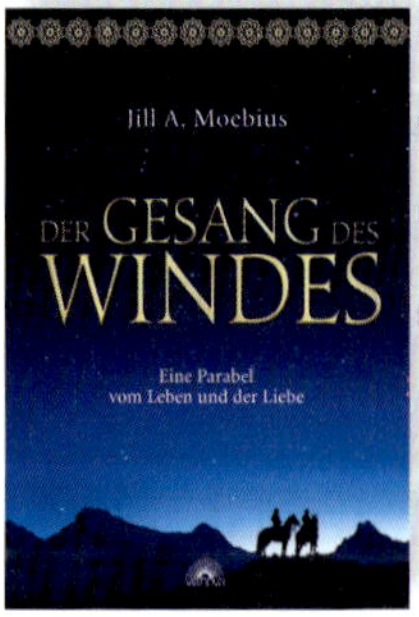


Hardcover, 216 Seiten, ISBN 978-3-86616-310-2

Omar, ein junger Hirte, sehnt sich nach Wahrheit und einem erfüllten Leben. Als er einem wandernden Weisen begegnet, beginnt eine spannende Reise, umrahmt von der magischen Welt des Orients. Auf der Suche nach dem größten Schatz lernt er den Zauber wahrer Liebe kennen, entdeckt die verborgenen Geheimnisse der Schöpfung und findet zu tiefstem inneren Glück. Eine poetische Erzählung voller Weisheit, die die Seele träumen lässt.